PRÁTICA PSIQUIÁTRICA
EM ONCOLOGIA

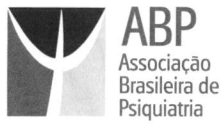
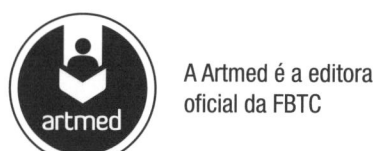

A Artmed é a editora oficial da FBTC

Nota: A Medicina é uma ciência em constante evolução. À medida que novas pesquisas e a própria experiência clínica ampliam o nosso conhecimento, são necessárias modificações na terapêutica, onde também se insere o uso de medicamentos. Os autores desta obra consultaram as fontes consideradas confiáveis, num esforço para oferecer informações completas e, geralmente, de acordo com os padrões aceitos à época da publicação. Entretanto, tendo em vista a possibilidade de falha humana ou de alterações nas ciências médicas, os leitores devem confirmar estas informações com outras fontes. Por exemplo, e em particular, os leitores são aconselhados a conferir a bula completa de todo medicamento que pretendam administrar, para se certificar de que a informação contida neste livro está correta e de que não houve alteração na dose recomendada nem nas precauções e contraindicações para o seu uso. Essa recomendação é particularmente importante em relação a medicamentos introduzidos recentemente no mercado farmacêutico ou raramente utilizados.

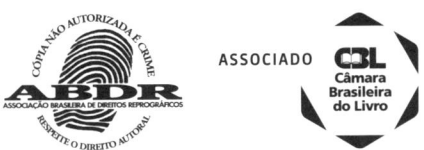

P912   Prática psiquiátrica em oncologia / Organizadores, Táki Athanássios Cordás, Simone M. de Santa Rita Soares, Renerio Fraguas Jr. – Porto Alegre : Artmed, 2020.
xiv, 200 p. : il. ; 23 cm.

ISBN 978-85-8271-590-1

1. Psiquiatria. 2. Oncologia. I. Cordás, Táki Athanássios. II. Soares, Simone M. de Santa Rita. III. Fraguas Jr., Renerio.

CDU 616.89

Catalogação na publicação: Karin Lorien Menoncin – CRB 10/2147

TÁKI ATHANÁSSIOS **CORDÁS**
SIMONE M. DE SANTA RITA **SOARES**
RENERIO **FRAGUAS JR.**
ORGANIZADORES

PRÁTICA PSIQUIÁTRICA EM **ONCOLOGIA**

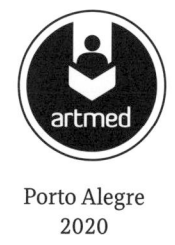

Porto Alegre
2020

© Artmed Editora Ltda., 2020.

Gerente editorial
Letícia Bispo de Lima

Colaboraram nesta edição:

Coordenadora editorial
Cláudia Bittencourt

Editora
Mirian Raquel Fachinetto

Capa
Paola Manica | Brand&Book

Preparação de originais
Heloísa Stefan

Leitura final
Magda Regina Schwartzhaupt

Projeto gráfico
Rafael Tarcísio Forneck

Editoração
Ledur Serviços Editoriais Ltda.

Reservados todos os direitos de publicação à
ARTMED EDITORA LTDA., uma empresa do GRUPO A EDUCAÇÃO S.A.
Av. Jerônimo de Ornelas, 670 – Santana
90040-340 – Porto Alegre – RS
Fone: (51) 3027-7000 Fax: (51) 3027-7070

Unidade São Paulo
Rua Doutor Cesário Mota Jr., 63 – Vila Buarque
01221-020 – São Paulo – SP
Fone: (11) 3221-9033

SAC 0800 703-3444 – www.grupoa.com.br

É proibida a duplicação ou reprodução deste volume, no todo ou em parte, sob quaisquer formas ou por quaisquer meios (eletrônico, mecânico, gravação, fotocópia, distribuição na Web e outros), sem permissão expressa da Editora.

IMPRESSO NO BRASIL
PRINTED IN BRAZIL

AUTORES

Táki Athanássios Cordás
Psiquiatra. Coordenador da Assistência Clínica do Instituto de Psiquiatria do Hospital das Clínicas da Faculdade de Medicina da Universidade de São Paulo (IPq-HCFMUSP). Coordenador do Programa de Transtornos Alimentares (Ambulim) do IPq-HCFMUSP. Professor do Programa de Fisiopatologia Experimental da FMUSP, dos Programas de Pós-graduação do Departamento de Psiquiatria da USP e do Programa de Neurociências e Comportamento do Instituto de Psicologia da USP.

Simone M. de Santa Rita Soares
Psiquiatra. Ex-chefe do Serviço de Psiquiatria do Instituto do Câncer do Estado de São Paulo (Icesp) do HCFMUSP (2011-2018). Especialista em Teoria, Pesquisa e Intervenção em Luto pelo 4 Estações Instituto de Psicologia. *Fellowship* em Psycho-Oncology pela McMaster University, Canadá.

Renerio Fraguas Jr.
Psiquiatra. Professor associado Livre-docente do Departamento de Psiquiatria e do IPq-HCFMUSP. Diretor da Divisão de Psiquiatria e Psicologia do Hospital Universitário (HU) da USP. Especialista em Psiquiatria pelo Departamento de Psiquiatria da FMUSP. Doutor em Medicina pelo Departamento de Psiquiatria da FMUSP. Pós-doutorado no Depression Clinical and Research Program, Massachusetts General Hospital, Harvard Medical School, Massachusetts, Boston, Estados Unidos.

André Malbergier
Psiquiatra. Coordenador do Grupo Interdisciplinar de Estudos de Álcool e Drogas do IPq-HCFMUSP. Mestre em Saúde Pública pela Universidade de Illinois, Chicago, EUA. Doutor em Psiquiatria pela FMUSP.

Angela Maria Sousa
Anestesiologista. Professora colaboradora da Disciplina de Anestesiologia da FMUSP. Especialista em Clínica de Dor pela Associação Médica Brasileira (AMB). Mestra e Doutora em Ciências pela USP. Pós-doutorado na USP.

Claudinei Eduardo Biazoli Junior
Psiquiatra. Professor adjunto do Centro de Matemática, Computação e Cognição da Universidade Federal do ABC (UFABC). Doutor em Radiologia pela USP.

Eline Garcia Mesquita
Psicóloga. Especialista em Psicologia em Oncologia pelo Instituto Nacional de Câncer (Inca) e em em Psicologia Médica pela Universidade do Estado do Rio de Janeiro (UERJ).

Fábio Scaramboni Cantinelli
Psiquiatra. Chefe da Psiquiatria do Icesp-HCFMUSP.

Gustavo Cassefo
Geriatra e paliativista. Médico assistente da Equipe de Cuidados Paliativos do Icesp-HCFMUSP e médico da Equipe de Suporte e Cuidados Paliativos do Hospital Samaritano, SP.

Hermes Marcel de Oliveira e Alcantara
Psiquiatra.

João Luiz Chicchi Thomé
Oncologista clínico. Médico assistente de Medicina Paliativa do Icesp-HCFMUSP. Médico assistente de Oncologia Clínica do Hospital Sírio-Libanês. Especialista em Medicina Paliativa pelo HCFMUSP.

Juliana Ono Tonaki
Psicóloga hospitalar. Especialista em Psicologia Hospitalar pelo HCFMUSP.

Lórgio Henrique Diaz Rodriguez
Psicólogo clínico e hospitalar. Coordenador do Serviço de Psicologia Hospitalar do Icesp-HCFMUSP. Tutor de Educação a Distância do Projeto Capacitação em Oncologia, Cuidados Paliativos e Dor do Icesp-Programa Nacional de Oncologia (Pronon) nos cursos Modalidades de Tratamento em Oncologia e Tratamento em Feridas do Paciente Oncológico. Especialista em Psicologia Hospitalar em Hospital Geral e em Clínica de Oncologia pelo Nemeton Centro de Estudos e Pesquisas em Psicologia e Saúde, Hospital do Servidor Público Municipal (HSPM) e Hospital Brigadeiro (HB). Aprimoramento em Psicologia Analítica pelo Espaço Elaborado para o Desenvolvimento da Essência do Ser (Esedes). Certificado de Distinção de Conhecimento na Área de Psicologia da Saúde pela Asociación Latinoamericana de Psicología de la Salud (Alapsa).

Luiz Antonio Gil Jr.
Geriatra do Icesp-HCFMUSP e do Hospital Sírio-Libanês.

Maria Antonia Simões Rego
Psiquiatra.

Maria Cristina de Castro Ferrari
Psiquiatra do Icesp-HCFMUSP com aperfeiçoamento em Sexualidade Humana.

Maria Del Pilar Estevez Diz
Oncologista clínica. Professora colaboradora da Oncologia da FMUSP. Diretora médica do Icesp-HCFMUSP. Coordenadora da Oncologia Clínica do Icesp-HCFMUSP. Médica oncologista da Rede D'Or – Onco Star. Especialista em Oncologia Clínica pela Sociedade Brasileira de Oncologia Clínica (SBOC). Mestra em Oncologia e Doutora em Ciências pela FMUSP.

Maria Helena C. Sponton
Arte educadora e psicopedagoga. Professora convidada da Faculdade de Saúde Pública da USP com foco em Arte e Meio Ambiente. Gerente de Humanização do Icesp-HCFMUSP. Gerente de projetos especiais da Secretaria Municipal de Saúde de São Paulo.

Renata Demarque
Psiquiatra. Preceptora dos médicos residentes da Faculdade de Medicina do ABC (FMABC). Membro do Corpo Clínico do Hospital Israelita Albert Einstein e do Hospital Sírio-Libanês. Gerente médica responsável pela franquia Sistema Nervoso Central do Aché Laboratórios Farmacêuticos.

Silvia Machado Tahamtani
Médica assistente do Centro Multidisciplinar de Tratamento da Dor do Icesp-HCFMUSP. Especialista em Anestesiologia pelo Hospital do Servidor Público Estadual de São Paulo/Sociedade Brasileira de Anestesiologia (SBA) e em Terapêutica da Dor pela Faculdade de Ciências Médicas da Santa Casa de São Paulo (FCMSCSP)/SBA. Pós-graduação em Cuidados Paliativos pelo Pallium Latinoamerica.

Stela Duarte Pinto
Psicóloga hospitalar. Especialista em Psicologia Hospitalar em Hospital Geral pelo Instituto Central (IC) do HCFMUSP. Mestra em Ciências pela USP.

Toshio Chiba
Geriatra. Chefe da Equipe de Cuidados Paliativos do Icesp-HCFMUSP. Título de Especialista em Geriatria e Gerontologia pela Sociedade Brasileira de Geriatria e Gerontologia (SBGG)/AMB. Título de área de atuação em Medicina Paliativa pela SBGG/AMB. Especialista em Medicina Paliativa pelo Pallium Latinoamerica, pela Universidade de Oxford, Inglaterra, e pela Universidad del Salvador (USAL), Argentina. Doutor em Medicina pela USP.

Walmir Cedotti
Psicanalista clínico.

PREFÁCIO

Sempre que nos perguntam se determinada doença é recente, se pertence aos problemas da modernidade, costumamos responder – e isso vale para a maioria das doenças de outras especialidades – que as doenças têm história, e uma longa presença na história da humanidade.

Em relação ao câncer, porém, os relatos são menos precisos, em parte porque a maioria dos diferentes tipos de câncer se relaciona com o envelhecimento, e sabemos, a longevidade de nossos antepassados era bem menor. De fato, alguns tipos de câncer não têm vínculo com a idade avançada, mas são mais raros, como é o caso da leucemia.

Esqueletos de hominídeos ancestrais, *Homo sapiens* e seus ancestrais extintos, apresentam alguns indícios do que poderia ser um câncer. Múmias egípcias que chegaram até nós, ainda que o seu grau de preservação não nos dê certeza, também apresentam sinais do que seria um provável câncer.

O papiro de Edwin Smith, texto de medicina da antiguidade egípcia e o mais antigo tratado de cirurgia traumática conhecido atualmente, datado de 2.500 a.C. aproximadamente, cuja autoria é atribuída por alguns a Imhotep, alto sacerdote e médico do Império Antigo, descreve uma "massa protuberante no seio" com riqueza de detalhes – quase com certeza – um tumor de mama.

A origem do termo câncer é creditada a Hipócrates (460-370 a.C.), que usou os termos *carkínos* e *carkinoma* para descrever as formas não ulcerosa e ulcerosa dos tumores. Em grego, essas palavras se referem a caranguejo e foram usadas porque as veias intumescidas que saíam de uma massa central lembravam as patas desse animal. Ao que tudo indica, provavelmente Hipócrates relatou um câncer de mama.

Galeno (130-200 a.C.), outro médico grego, radicado em Roma, usou o termo *oncos* (inchaço em grego) para descrever os tumores. Esse termo é hoje utilizado para designar a especialidade e seus especialistas: oncologia e oncologistas.

Surge com Galeno, herdeiro das ideias hipocráticas sobre os humores, a primeira aproximação entre câncer e cérebro. Galeno acreditava que, assim como a alteração mental denominada melancolia, o câncer era uma exacerbação da bílis negra (*melano colis*). Essa associação entre câncer e bílis negra perdurou até quase o fim do século XIX.

Essa aproximação linguística não parece ter entusiasmado os psiquiatras ao longo dos séculos. É curioso observar que aspectos tão relevantes na vida e no prognóstico dos pacientes com câncer tenham demorado tanto para atrair a atenção dos profissionais de saúde mental.

Os estudos sobre os aspectos psiquiátricos e psicológicos do câncer iniciaram de maneira sistemática apenas nos anos 1970, na Europa e nos Estados Unidos, direcionados para investigar duas áreas negligenciadas até então: o impacto do comportamento e dos aspectos psicológicos sobre a morbidade e a mortalidade dos diferentes tipos de câncer.

Países desenvolvidos como o Japão, por exemplo, tiveram sua comunidade médica despertada para a importância do que chamaram de psico-oncologia apenas no final de 1987.

Felizmente, o número de pacientes com bom prognóstico entre os diferentes tipos de câncer aumenta a cada dia, e o papel do psiquiatra no diagnóstico e tratamento dos quadros psiquiátricos comórbidos, extremamente comuns, e nas questões emocionais dos pacientes e de suas famílias é cada vez mais relevante.

No entanto, esbarramos ainda no número limitado de psiquiatras com adequada formação na área e com as poucas equipes multiprofissionais em oncologia que contam com psiquiatras. O futuro nos exige mais trabalhos de boa qualidade e incluindo mais pacientes para trazer evidências sobre as formas de atuação do psiquiatra na prevenção, na detecção precoce e no tratamento dos quadros psiquiátricos e aspectos emocionais dos pacientes e seus familiares.

É nosso desejo e dos autores que *Prática psiquiátrica em oncologia* contribua para a formação de profissionais que possam oferecer aos pacientes oncológicos e seus familiares uma nova esperança no tratamento de suas doenças, sempre embasado no humanismo e no maior rigor científico.

Boa leitura!

Os organizadores

SUMÁRIO

1 A história da psico-oncologia — 1
Táki Athanássios Cordás, Renata Demarque

2 Depressão e oncologia — 11
Fábio Scaramboni Cantinelli, Renerio Fraguas Jr.

3 Transtornos de ansiedade — 27
Maria Cristina de Castro Ferrari, Simone M. de Santa Rita Soares

4 Delirium — 43
Luiz Antonio Gil Jr., Simone M. de Santa Rita Soares

5 Disfunção cognitiva relacionada ao câncer — 59
Simone M. de Santa Rita Soares

6 Dependência de substâncias lícitas e ilícitas em oncologia — 71
André Malbergier

7 Suicídio — 91
Maria Antonia Simões Rego, Claudinei Eduardo Biazoli Junior

8 Agitação psicomotora no contexto oncológico — 101
Hermes Marcel de Oliveira e Alcantara, Simone M. de Santa Rita Soares

9	Particularidades da psicofarmacologia no paciente oncológico *Maria Del Pilar Estevez Diz, Simone M. de Santa Rita Soares*	111
10	Manejo psicoterápico do paciente oncológico *Lórgio Henrique Diaz Rodriguez, Juliana Ono Tonaki, Stela Duarte Pinto*	127
11	Dor e sua correlação com quadros psiquiátricos *Silvia Machado Tahamtani, Angela Maria Sousa, Fábio Scaramboni Cantinelli*	139
12	Paciente em fase final de vida *Toshio Chiba, Gustavo Cassefo, João Luiz Chicchi Thomé*	151
13	Cuidados com a equipe que cuida do paciente oncológico *Walmir Cedotti, Maria Antonia Simões Rego*	167
14	A humanização no atendimento oncológico *Maria Helena C. Sponton, Eline Garcia Mesquita*	177
15	Custos associados a quadros psiquiátricos em oncologia *Hermes Marcel de Oliveira e Alcantara, Maria Antonia Simões Rego*	189
	Índice	195

A HISTÓRIA DA PSICO-ONCOLOGIA   1

Táki Athanássios Cordás
Renata Demarque

A psico-oncologia é definida pelo estudo e prática dos aspectos psicológicos e psiquiátricos do câncer – um campo que aborda a resposta psicológica dos pacientes, dos familiares e dos médicos ao câncer, assim como os fatores psicológicos, comportamentais e sociais que influenciam o risco, a detecção e a sobrevivência a essa doença.[1]

Do ponto de vista histórico, vale lembrar que, desde a Antiguidade, o câncer tem sido associado a estados emocionais, embora apenas em nossos dias essa associação tenha adquirido maior clareza, bem como a necessidade de combinar o tratamento oncológico com cuidados psíquicos.[2]

A psico-oncologia surgiu por volta dos anos de 1970, nos Estados Unidos, como uma subespecialidade dentro da oncologia, da psiquiatria e da medicina psicossomática,[1] quando caiu a barreira para revelar diagnósticos e foi possível falar sobre câncer de maneira menos preconceituosa e fatalista.[3] Jimmie Holland, fundadora e presidente de honra da International Psycho-Onchology Society (IPOS), propôs a seguinte definição para esse campo de ação:[2]

> Psico-oncologia é uma subespecialidade da oncologia e procura estudar duas dimensões psicológicas presentes no diagnóstico do câncer: (1) o impacto do câncer no funcionamento emocional do paciente, de sua família e dos profissionais envolvidos em seu tratamento; (2) o papel das variáveis psicológicas e comportamentais na incidência e sobrevivência do câncer.

Pesquisas psicossociais e psiquiátricas no câncer começaram a ser realizadas em 1975 durante uma reunião de um pequeno grupo de investigadores no Texas, Estados Unidos, para a primeira conferência nacional de pesquisa sobre psico-oncologia. Esse evento abordou uma barreira existente naquela época, a falta de instrumentação para medir quantitativamente sintomas subjetivos, como dor, ansiedade e depressão, em pacientes oncológicos.[3]

Grupos terapêuticos de pacientes em psico-oncologia foram desenvolvidos a partir de 1980 na Califórnia, onde D. Spiegel e F. I. Fawzy foram pioneiros com vários projetos de pesquisa clínica.[4] A American Cancer Society (ACS) apoiou a pesquisa nesta área e patrocinou várias conferências, nas quais instrumentos foram desenvolvidos para medir quantitativamente esses sintomas.[3]

Ainda na década de 1970, um grupo de psiquiatras desenvolveu serviços clínicos nessa área: um programa de treinamento de pós-graduação compreendendo experiências didáticas e clínicas para psiquiatras e psicólogos; uma iniciativa de pesquisa em colaboração com esta mesma sociedade (ACS) e o National Cancer Institute. Essa iniciativa foi crucial para o desenvolvimento e estabelecimento da psico-oncologia no mundo. O **Quadro 1.1** sumariza os principais avanços no tratamento do câncer e os cuidados psicológicos/psiquiátricos dos anos de 1800 a 2000.[3]

No Brasil, o movimento da psico-oncologia surgiu a partir de encontros de profissionais da saúde em eventos voltados para o desenvolvimento da área, sendo que o Primeiro Encontro Brasileiro de Psico-Oncologia foi realizado no ano de 1989, em Curitiba.[5]

QUADRO 1.1 | Principais avanços no tratamento do câncer e cuidados psicológicos/psiquiátricos

Década	Avanços no tratamento do câncer	Cuidados psicológicos/psiquiátricos
1800	Alta mortalidade consequente de doenças infecciosas; surtos de tuberculose. Tratamento de câncer desconhecido Introdução da anestesia (1847) e assepsia.	Problemas psíquicos tratados de forma isolada em retiros e asilos. Início dos esforços para introdução da psicologia na medicina (1850).

(Continua)

QUADRO 1.1 | Principais avanços no tratamento do câncer e cuidados psicológicos/psiquiátricos *(Continuação)*

Década	Avanços no tratamento do câncer	Cuidados psicológicos/psiquiátricos
1900-1920	Primeiros resultados satisfatórios em cirurgias de remoção em estágios de câncer prematuros. Radiação como cuidado paliativo. Fundação da American Cancer Society – ACS (1913).	Primeira unidade psiquiátrica em um hospital geral em Albany, Nova Iorque. Abordagem psicobiológica de Adolf Meyer. Abordagem psicofisiológica para doenças, por Cannon.
1930	Nascimento do National Cancer Institute e International Union Against Cancer (1937). Início das pesquisas para tratamento do câncer.	Desenvolvimento de alas hospitalares voltadas para psiquiatria e psicologia financiadas por doações da Fundação Rockefeller.
1940	Testes de tratamento com mostardas nitrogenadas, desenvolvidas na Segunda Guerra Mundial. Primeiras regressões de tumores leucêmicos por tratamentos controlados.	Movimento psicossomático com orientação psicanalítica. Buscas por variáveis externas e possíveis causas do câncer. Primeiro estudo sobre tristeza aguda por Lindemann. Função dos trabalhadores sociais definida nos Estados Unidos; importante papel no cuidado com o câncer.
1950	Início da quimioterapia – primeira cura por medicamentos de um câncer de placenta (1951). Melhoria das técnicas de radiação.	Primeiros trabalhos voltados às reações psicológicas do câncer (1951-1952). Psiquiatras favorecem revelar diagnóstico de câncer. Abordagem biopsicológica-social por Engel e seu grupo em Rochester, Nova Iorque. Primeira unidade psiquiátrica fundada em Memorial Sloan Kettering Cancer Center (MSKCC) por Sutherland (1951). Feigenberg em Karolinska usa abordagem psicanalítica com a morte.

(Continua)

QUADRO 1.1 | Principais avanços no tratamento do câncer e cuidados psicológicos/psiquiátricos *(Continuação)*

Década	Avanços no tratamento do câncer	Cuidados psicológicos/psiquiátricos
1960	Combinação de tratamentos possibilita a sobrevivência de crianças com leucemia e doença de Hodgkin. Primeiros hospícios. O tabaco é relacionado ao câncer de pulmão.	Kubler-Ross desafia o tabu sobre a não comunicação com paciente em fase terminal. Relatório da Surgeon General sobre câncer de pulmão em fumantes; estudos comportamentais sobre fumantes.
1970	Plano Nacional do Câncer (1972) com psicossociologia em pauta. Protocolo de consentimento informado e aumento da autonomia do paciente. Dois grupos cooperativos: Cancer and Leukemia Group e European Organization for Research in the Treatment for Cancer estabeleceram comitês para estudos de qualidade de vida e assuntos psicossociais.	Suporte governamental para estudos psicossociais. Primeiros estudos sobre comorbidades psiquiátricas no câncer. Primeiras conferências para psico-oncologia (1975). *Journal Psychosocial Oncology* é publicado.
1980	ACS auxiliou no desenvolvimento da psico-oncologia financiando quatro conferências relacionadas a pesquisas de métodos. Food and Drug Administration (FDA) estipula mudanças na qualidade de vida, assim como proíbe a aprovação de novos agentes anticancerígenos (1985). Comitê da ACS estabelecido para pesquisa psicossocial (1989). Desenvolvimento de melhores analgésicos e antieméticos. Iniciativas sobre dor para o público e educação profissional.	Fundação da American Society of Psychosocial & Behavioral Oncology/Aids (1986). Psicólogos contribuem para pesquisas clínicas sobre o câncer. Desenvolvimento da psiconeuroimunologia. Publicação do *Handbook of Psychooncology* (1989).

(Continua)

QUADRO 1.1 | Principais avanços no tratamento do câncer e cuidados psicológicos/psiquiátricos *(Continuação)*

Década	Avanços no tratamento do câncer	Cuidados psicológicos/psiquiátricos
1990-2000	Identificação de bases genéticas de vários cânceres e terapia genética. Terapias imunológicas (anticorpos monoclonais, transplantes alogênicos). Quimioterapia combinada. Citocinas para suporte medular durante quimioterapia. Melhora da radioterapia (braquiterapia). Laparoscopia. Primeira diminuição da mortalidade do câncer.	*Journal Psycho-Oncology* é publicado. Melhores práticas para cuidados clínicos voltados aos tratamentos psicossociais (1998). Estudos sobre casos psicológicos associados com risco genético. Desencadeamentos psicológicos por terapias imunológicas – uso de células-tronco. Primeiro departamento sobre Psychiatry and Behavioral Sciences estabelecido no MSKCC (1966). Pesquisa avança focada em aspectos comportamentais para prevenção do câncer.

Fonte: Adaptado de Holland.[3]

No III Encontro e I Congresso Brasileiro de Psico-Oncologia realizado em São Paulo, em 1994, fundou-se a Sociedade Brasileira de Psico-Oncologia (SBPO).

O aumento pronunciado e crescente de pacientes informados sobre diagnósticos de câncer trouxe a necessidade do desenvolvimento e o investimento na psico-oncologia, com ênfase na melhoria dos cuidados paliativos e gerenciamento da dor. O **Quadro 1.2** traz, de forma prática, as possibilidades de atuação da psico-oncologia, destacando-se quatro níveis de intervenção.[6]

Pesquisas exploratórias sobre a epidemiologia de transtornos psiquiátricos comórbidos que, na maioria das vezes, complicam os cuidados com o câncer, revelaram que as principais comorbidades do câncer são síndromes depressivas, transtornos de ansiedade e *delirium*,[3] que se relacionam com o câncer em si ou com o tratamento dele.[1]

QUADRO 1.2 | Atuação da psico-oncologia

Nível	Intervenção	Inclui
1. Primário	Visa atuar sobre três pontos principais: estilo de vida do indivíduo, estresse diário e comportamento alimentar.	• Estimular mudanças de atitudes e comportamentais que facilitem o aparecimento de estilos de vida saudáveis. • Promover o reconhecimento do papel de políticas econômicas, sociais, psicológicas e educacionais no estilo de vida da população. • Educar a população para reconhecer e lidar com o estresse da vida diária, ou seja, orientá-la para perceber quando, de fato, começa a ficar sobrecarregada física ou emocionalmente no seu dia a dia. • Instruir a população, no sentido de desenvolver estratégias adequadas para lidar com situações estressantes do ciclo vital, como, por exemplo, a morte e a velhice. • Impulsionar a mudança de hábitos alimentares.
2. Secundário	Diz respeito à educação para a detecção do câncer.	• Informar a população em geral, bem como a de alto risco, sobre os procedimentos preventivos de diversos tipos de câncer. • Promover a aquisição de hábitos periódicos e sistemáticos de detecção precoce. • Treinar profissionais de saúde pública para melhor informar e lidar com a população em geral e com a de alto risco. • Analisar os fatores psicológicos e sociais responsáveis pela não adesão a programas preventivos. • Divulgar estratégias que facilitem a automatização de procedimentos preventivos aprendidos pela população em geral.

(Continua)

QUADRO 1.2 | Atuação da psico-oncologia *(Continuação)*

Nível	Intervenção	Inclui
3. Terciário	Refere-se às intervenções que deverão ser realizadas durante o tratamento.	• Levar o indivíduo portador de câncer a aderir às prescrições de tratamento, da melhor maneira possível, ou assumir conscientemente as consequências e os riscos de não aderir. • Promover o conhecimento de técnicas de enfrentamento psicológico (*coping*) em indivíduos diagnosticados com câncer de diferentes tipos e em diferentes estágios da doença. • Propor o treinamento de profissionais de saúde para lidar melhor com indivíduos portadores de câncer e suas famílias, bem como o treinamento em técnicas de enfrentamento, para lidar de forma eficiente com a depressão do próprio profissional e sua ansiedade diante do câncer. • Colaborar em vários tipos de resolução de problemas relevantes ao contexto de tratamento do câncer, como a comunicação do diagnóstico ou a preparação para a morte com pacientes terminais. • Contribuir para a solução de problemas potencialmente modificáveis por meios psicológicos: náuseas e vômitos antecipatórios, devido aos tratamentos médicos prescritos, dor, ansiedade, depressão e insônia.
4. Terminal	Os objetivos são inúmeros e podem abordar os mais diferentes aspectos presentes no contexto de morte da pessoa com câncer.	• Atender às necessidades emocionais da pessoa, considerando seus medos e sua ansiedade diante do sofrimento, da deterioração física e da iminência da morte. • Facilitar o processo de tomada de decisões e resoluções de possíveis problemas pendentes, como os que se referem à família, às finanças, etc. • Apoiar a família para lidar com as emoções presentes no contexto de morte e separação. • Auxiliar a própria equipe de saúde, envolvida com a atenção ao paciente terminal, para que esta possa lidar melhor com a frustração e os possíveis sentimentos de perda diante da morte desse paciente. • Colaborar para que o tratamento oferecido à pessoa, em fase terminal, respeite sua dignidade e produza sua qualidade de vida.

Fonte: Elaborado com base em Silva e Bervique.[6]

Infelizmente, as comorbidades altamente prevalentes e potencialmente tratáveis – como as três citadas – ainda são subdiagnosticadas e subtratadas nos pacientes oncológicos. Desses transtornos, sabe-se que a prevalência é maior entre pacientes com doença avançada e mau prognóstico e que mais de dois terços dos transtornos psiquiátricos em pacientes com câncer são provenientes de transtornos de adaptação após o diagnóstico da doença.[1]

O diagnóstico do câncer requer do paciente uma rápida adaptação a notícias catastróficas e gera, além do medo da morte, preocupações com relação a dependência, desfiguração, dor, incapacidade, abandono, situação financeira e rupturas nos relacionamentos e funções.

A resposta inicial do paciente após o diagnóstico é caracterizada pelo choque e negação, cuja duração depende do paciente, do prognóstico, do tempo para início do tratamento e das possíveis complicações oriundas do tratamento.

Os pacientes tentam controlar seus níveis de sofrimento emocional enquanto tomam decisões cruciais sobre o tratamento. Nesse momento, a presença de um familiar ou amigo pode ajudar o processamento de informações importantes durante essa primeira fase. A segunda fase de resposta ao diagnóstico é caracterizada por um período de turbulência, com sintomas mistos de ansiedade e depressão, irritabilidade, insônia, falta de concentração e incapacidade funcional. Esses sintomas geralmente começam a ser resolvidos com o apoio da família, de amigos e dos médicos, quando estes prescrevem o plano de tratamento. Durante a terceira fase de resposta, o paciente se adapta ao diagnóstico e tratamento e retorna às estratégias de superação, que são úteis na redução do estresse.[1]

Fatores sociais também refletem as atitudes da sociedade frente ao câncer e ao seu tratamento, bem como o conhecimento e as percepções da doença. O requisito legal de consentimento informado melhorou a comunicação entre médicos e pacientes sobre doenças, opções de tratamento e prognóstico. Para alguns pacientes, no entanto, essa informação cria um fardo adicional devido à consciência da gravidade de sua doença.[1]

Os fatores individuais que modulam a adaptação ao câncer são de caráter intrapessoal, interpessoal e socioeconômico. Os fatores intrapessoais incluem estilo de personalidade preexistente, capacidade de enfrentamento, força do ego, estágio de desenvolvimento, impacto e significado do câncer nessa fase da vida, o nível de apoio social obtido da família, amigos, *status* socioeconômico, entre outros. O nível socioeconômico mais baixo, em particular, tem se mostrado uma barreira potencial para o acesso aos serviços de saúde.[7]

A adaptação ao câncer está, portanto, relacionada às características da doença em si, como estágio da doença, localização, prognóstico, sintomas (incluindo dor), tipo de tratamento e impacto (tanto da doença quanto do tratamento) sobre a funcionalidade do paciente. Uma compreensão dos fatores que predizem a adaptação inadequada ao câncer em diferentes estágios da doença e o tratamento permite a identificação e a intervenção precoces de indivíduos em situação de vulnerabilidade.[1]

A quantidade e a variedade de pesquisas em psico-oncologia crescem rapidamente e incluem estudos que analisam o papel dos fatores sociais, psicológicos e comportamentais na prevenção do câncer, detecção precoce e sobrevivência, bem como estudos que exploram o impacto de intervenções terapêuticas sobre a qualidade de vida e os resultados relatados pelo paciente.

As contribuições da psiquiatria, medicina comportamental, psicologia da saúde, serviço social, enfermagem, aconselhamento espiritual, assim como as contribuições dos próprios oncologistas e dos pacientes, criaram, ao longo dessas quatro décadas, uma riqueza e diversidade de informações, modelos teóricos e abordagens para a pesquisa e para o cuidado clínico com o câncer.

Hoje, a psico-oncologia contribui para o cuidado clínico de pacientes e familiares, para o treinamento e a formação em gestão psicológica e para pesquisa colaborativa, que varia de assuntos comportamentais na prevenção do câncer ao manejo de transtornos psiquiátricos e problemas psicossociais durante o curso da doença.[3]

Referências

1. Breitbart WS, Alici Y. Psycho-oncology. Harv Rev Psychiatry. 2009;17(6):361-76.
2. Veit MT, Carvalho VA. Psico-oncologia: definições e área de atuação. In: Carvalho VA, Franco MHP, Kovács MJ, Liberato RP, Macieira RC, Veit MT, et al., editores. Temas em psicooncologia. São Paulo: Summus; 2008. p. 15-19.
3. Holland JC. History of psycho-oncology: overcoming attitudinal and conceptual barriers. Psychosom Med. 2002;64(2):206-21.
4. Machavoine JL. Groupes de malades en psycho-oncologie: éléments historiques, cliniques et pratiques Group of patients in psycho-oncology: historical, clinical and practical aspects. Psycho-Oncol. 2010; 4(3):190-8

5. Carvalho MM. Psico-oncologia: história, características e desafios. Psicol USP 2002; 13(1):1-8.
6. Silva F, Bervique JA. Psico-oncologia: lidando com a doença, o doente e a morte. Rev Cientifica Psicol. 2005;3(5):1-10.
7. Marmot M. Social determinants of health inequalities. Lancet. 2005;365(9464):1099-104.

DEPRESSÃO E ONCOLOGIA 2

Fábio Scaramboni Cantinelli
Renerio Fraguas Jr.

A depressão em pacientes com câncer representa hoje um importante foco de estudo da psiquiatria e das neurociências em geral. A relevância do tema se fundamenta na elevada prevalência de depressão nessa população e no impacto negativo que essa condição traz, tanto pelo sofrimento como pelo prejuízo da saúde.

A depressão em pacientes com doença oncológica acarreta um impacto negativo expressivo, incluindo comprometimento da qualidade de vida, intensificação da sensibilidade à dor, prolongamento do tempo de hospitalização, prejuízo do enfrentamento da doença oncológica, redução da adesão ao tratamento clínico ou cirúrgico e aumento do risco de suicídio e da mortalidade.

O tratamento efetivo e precoce da depressão permite reduzir o sofrimento, acolher o paciente de modo mais abrangente, bem como melhorar a qualidade de vida, a adesão ao tratamento e, eventualmente, o prognóstico. Pesquisas que se concentram nos aspectos biológicos, sociais e psicológicos ainda são necessárias para o maior entendimento dos modelos que permeiam a relação entre depressão e doença oncológica e o aumento da efetividade terapêutica.

Segundo Dauchy e colaboradores,[1] a depressão costuma ser subdiagnosticada nos pacientes oncológicos, o que se deve à dificuldade que eles têm em relatar sintomas depressivos, à ênfase nos sintomas somáticos, com sensibilidade aumentada à dor, à relutância em estigmatizar os pacientes como psiquiátricos, à atipia de certos sintomas e às dificuldades do médico e do paciente em lidar com questões afetivas. Esses autores ressaltam ainda a questão da perda da qualidade de vida e a possível redução da expectativa de vida, além de um risco aumentado de suicídio.

Em função da relevância descrita, este capítulo tem por objetivo fornecer conhecimento sobre a depressão no paciente com doença oncológica em seus vários aspectos, incluindo epidemiologia, quadro clínico, etiologia, diagnóstico e tratamento.

Epidemiologia

Depressão maior é a manifestação psiquiátrica mais comum em pacientes oncológicos, superando os quadros ansiosos em termos de procura ou encaminhamento para ambulatórios de saúde mental ligados a serviços de oncologia.

Dados da literatura indicam que a prevalência pontual média de depressão maior na população geral situa-se em 3,3%, ao passo que, segundo Lutgendorf e Andersen,[2] essa prevalência é de 12,5% na população oncológica, uma média cerca de quatro vezes maior. Considerando todos os transtornos do humor, estima-se uma prevalência pontual média de 23,2% em pacientes com câncer.

Estudos mostram uma grande variação da prevalência da depressão em indivíduos com câncer: por exemplo, há estudos que relatam prevalência de depressão de 1,5 a 46% em pacientes com câncer de mama. Diversos fatores contribuem para essa variação, incluindo o tipo de câncer, o critério e instrumento para diagnosticar depressão, bem como o estágio do câncer e o tipo de tratamento.

Considerando o tipo de câncer, de acordo com metanálise de Krebber e colaboradores,[3] a prevalência variou de 7,1% no câncer de próstata até 12,7% no câncer de pulmão (**Tab. 2.1**). Além do tipo, o estágio evolutivo do câncer, o tipo de tratamento oncológico e as diferenças inerentes às próprias populações estudadas podem influenciar a prevalência.

Quanto ao critério e instrumento utilizados, nesse mesmo estudo, Krebber e colaboradores[3] encontraram prevalências de 17%, 8%, 24% e 13%, respectivamente, para estudos usando a Escala Hospitalar para Ansiedade e Depressão (HADS-D) ≥ 8, HADS-D ≥ 11, Centro para Estudos Epidemiológicos (CES-D) ≥ 16 e entrevistas semiestruturadas. A influência do instrumento e do critério sobre a prevalência é bem ilustrada por estes dados: enquanto a prevalência média de depressão em pacientes com câncer de pulmão foi de 12,7% em um estudo, em outro ela foi relatada como sendo de 3%; já a prevalência média de depressão

TABELA 2.1 | Prevalência pontual de depressão de acordo com o tipo de câncer

Tipo	Prevalência	Fonte
Pulmão	12,7%	Krebber e colaboradores[3]
	13,1%	Walker e colaboradores[4]
Mama	10,9%	Krebber e colaboradores[3]
	9,3%	Walker e colaboradores[4]
Colorretal	9,8%	Krebber e colaboradores[3]
	7%	Walker e colaboradores[4]
Estômago	7,8%	Krebber e colaboradores[3]
Próstata	7,1%	Krebber e colaboradores[3]
Geniturinário	5,6%	Walker e colaboradores[4]
Hematopoiético	25%	Priscilla e colaboradores[5]

em pacientes com câncer de cérebro foi de 12%, embora um estudo tenha relatado prevalência de 28%.

Walker e colaboradores,[4] em levantamento de 21.151 pacientes participantes de triagem para depressão no Reino Unido e na Escócia, encontraram prevalências em função do tipo de câncer próximas àquelas relatadas no estudo de Krebber e colaboradores[3] (ver **Tab. 2.1**). Os autores investigaram também os fatores além do tipo de câncer em si que poderiam aumentar o risco de depressão. Os resultados indicaram que o diagnóstico de depressão era mais provável nos pacientes mais jovens e naqueles com privações sociais.

Particularidades da depressão em pacientes com câncer

Características clínicas

De modo geral, o pico de incidência da depressão ocorre no primeiro ano de evolução do câncer, associado ao impacto do diagnóstico e início do tratamento. A incidência diminui em pacientes que evoluem com a erradicação do câncer. A depressão pode ocorrer a qualquer momento da história oncológica, ou seja, por ocasião do impacto do diagnóstico, associada ao tratamento (efeito colateral da quimioterapia ou radioterapia), relacionada com os estressores

QUADRO 2.1 | Diferenças entre sintomas comuns no câncer e sintomas de tristeza e depressão

Sintomas comuns	Tristeza	Depressão
Fadiga	Sente poder conectar-se a pessoas	Disforia
Apatia		Anedonia
Perda de apetite	Mantém esperança ocasional	Desesperança/desespero constante
Prejuízo da concentração		
Distúrbios do sono	Conserva a capacidade de sentir prazer	Sente-se solitário
Lentificação psicomotora		Julga-se inútil
	Tem desejo de viver	Tem culpa excessiva ou inapropriada
		Possui ideação suicida

psicológicos associados à doença oncológica (p. ex., frustrações, desamparo, limitações físicas, dor), por ocasião de um eventual comprometimento do sistema nervoso central (SNC), como metástases, ou nos estágios terminais.

Por isso, é muito importante que o psiquiatra que atua em oncologia tenha um amplo panorama da doença oncológica, pois tal fato é fundamental para que ele se cerque de todos os elementos da história geral do paciente, facilitando, assim, as propostas para as possíveis demandas.

No **Quadro 2.1**, são avaliadas as diferenças de sintomas comuns no câncer e sintomas que distinguem a tristeza comum da depressão.

Etiologia

Vários fatores podem contribuir para a ocorrência de depressão no paciente com doença oncológica, incluindo vulnerabilidade biológica ou genética, características de personalidade (p. ex., evitação ao dano – *harm avoidance*) e fatores sociais (p. ex., falta de suporte familiar/social). Ou seja, a depressão no paciente com doença oncológica obedece à tríade clássica biopsicossocial dos fatores determinantes de um transtorno mental. Aspectos inerentes à doença oncológica dentro dessa clássica tríade biopsicossocial aumentam o risco para depressão, podendo-se citar o impacto psicossocial decorrente da doença oncológica, o efeito da doença oncológica no SNC via ação local ou sistêmica, bem como os efeitos colaterais do tratamento. Alguns desses mecanismos são descritos a seguir.

Considerando o efeito sistêmico, o câncer pode se associar a uma ativação da resposta imunológica e sua consequente influência no SNC. Neste aspecto, podem ser citados o interferon-γ, o fator de necrose tumoral α (TNF-α) e as interleucinas (IL) IL-1β e IL-6. Inúmeros trabalhos indicam a existência de um estado pró-inflamatório na fisiopatologia da depressão, o que oferece suporte para considerar o estado pró-inflamatório descrito em algumas doenças oncológicas como um dos possíveis mecanismos para explicar o desenvolvimento de depressão nesses pacientes.

O aumento de citocinas pró-inflamatórias, que ocorre como resposta do organismo à doença oncológica, leva à ativação da enzima indolamina 2,3 dioxigenase (IDO), que converte o triptofano (aminoácido essencial à síntese de serotonina) a quinurenina, levando à diminuição da transformação do triptofano em serotonina e consequente redução dela. A quinurenina, por sua vez, é convertida em ácido quinolínico (QUIN) – agonista e estimulante da secreção de glutamato. O QUIN e os produtos de degradação do triptofano prolongam a secreção de citocinas inflamatórias, que resultam em disfunção mitocondrial, estresse oxidativo e dano ao DNA. O estresse oxidativo pode reduzir a produção de biopterina, um cofator necessário na fabricação da serotonina e catecolaminas como dopamina, adrenalina e noradrenalina.

A alteração do eixo hipotálamo-hipófise-suprarrenal também tem sido considerada um mecanismo que contribui para a explicação da relação entre doença oncológica e depressão.[6,7] Uma desregulação desse eixo, com elevação de níveis noturnos de cortisol e redução na secreção diurna, descrita em vários tipos de câncer (p. ex., mama, ovário, colo do útero ou mesmo linfomas), leva ao crescimento e à sobrevivência de células cancerígenas, inibindo a apoptose e influenciando negativamente o reparo de DNA. A desregulação de tal eixo e, consequentemente, do nível de cortisol também é descrita na fisiopatologia da depressão, razão pela qual também pode ser um mecanismo que explica a ocorrência de depressão no paciente com câncer.

O envolvimento dos glicocorticoides e seus receptores na neurobiologia da depressão é um processo complexo: uma falência na função do receptor de glicocorticoide pode resultar de uma ligação reduzida do hormônio ao receptor, uma expressão reduzida do receptor e um desequilíbrio entre vias pró e anti-inflamatórias, com o predomínio da ativação inflamatória incluindo aumento de citocinas, como IL-1 e IL-6, já citadas.[8]

É importante ainda mencionar a ocorrência de quadros depressivos decorrentes de aspectos específicos do câncer e sua localização. Assim, tumores de tireoide que comprometam a função tireoideana, seja pela presença de tumor ou pela necessidade da sua retirada cirúrgica, costumam evoluir com quadros depressivos. Nessa situação, considerando as regiões que participam da regulação afetiva, como a amígdala e o hipocampo, que são ricas em receptores para T_3, a redução de T_3 pode ser um dos mecanismos pelos quais o câncer de tireoide aumenta o risco de depressão.

Tumores no SNC, primários ou metástases (a maioria dos tumores nesta localização), também podem evoluir com quadros depressivos, pois a presença deles provoca resposta inflamatória local e compressão de estruturas, ou estimula crises epilépticas, conhecido fator ligado a quadros depressivos orgânicos devido à desorganização geral do funcionamento do SNC. Em relação a esses tumores, Rooney e colaboradores[9] citam o baixo funcionamento cognitivo que geralmente ocasionam, com impacto sobre o funcionamento social global, a toxicidade envolvida no tratamento ou mesmo o uso frequente de corticoides como fatores que podem gerar o quadro depressivo.

Desse modo, é fundamental ressaltar um elemento diferencial importante, que são os quadros depressivos secundários aos tratamentos oncológicos, ou seja, aqueles que podem ser desencadeados por terapias antineoplásicas, a saber: interferon, vimblastina, IL-2, vincristina, procarbazina, tamoxifeno, L-asparaginase e ciproterona, além dos corticoides (dexametasona, prednisona).

A incidência elevada de quadros depressivos em adenocarcinoma de pâncreas tem levado à suposição de um possível mecanismo paraneoplásico como causador do quadro depressivo. Com frequência, esses pacientes apresentavam quadros depressivos sem história prévia de depressão antes de o diagnóstico oncológico ser firmado, de tal maneira que não se poderia apontar o elemento reativo na composição do quadro depressivo. Uma possível manifestação de encefalite límbica também já foi aventada como mecanismo para explicar essa associação.[10] O mecanismo que mais tem sido aceito é a elevação de ILs pró-inflamatórias, como a IL-6.[11]

Se, por um lado, existe um consenso de que o câncer aumenta o risco de depressão, por outro, vários estudos têm investigado se a presença de depressão aumenta o risco de câncer. Jia e colaboradores[12] promoveram ampla e sistemática revisão e metanálise sobre o tema e encontraram uma pequena, porém positiva, associação entre depressão como risco para doença oncológica, particularmente em relação a câncer de fígado e pulmão. Ressaltaram, todavia, a presença de cofatores como tabagismo e uso ou abuso de álcool. Apontaram, ainda, os possíveis elementos de ligação entre as patologias, as alterações do eixo hipotálamo-hipófise-suprarrenal e as alterações de citocinas inflamatórias.

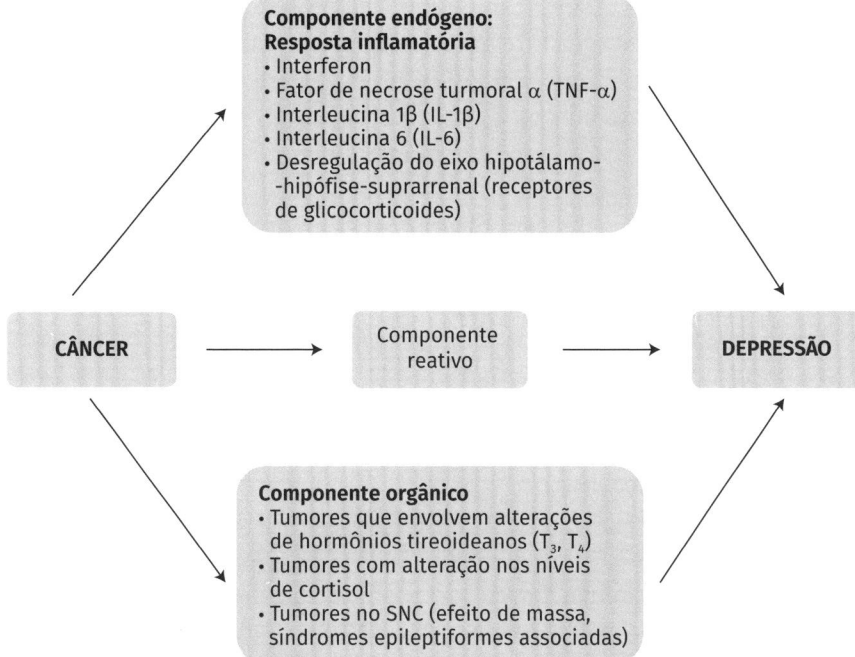

FIGURA 2.1 | Fatores envolvidos na relação entre câncer e depressão.

Na **Figura 2.1**, é apresentado um entendimento dos fatores de organicidade envolvidos na relação entre câncer e depressão.

Diagnóstico diferencial

A primeira dificuldade no diagnóstico diferencial é a sobreposição dos sintomas do "comportamento de doença" (*sickness behavior*) com os sintomas da depressão. O "comportamento de doença" ocorre em situações clínicas que cursam com respostas inflamatórias, como infecções virais ou mesmo certos tratamentos como interferon. Na doença oncológica, é resultante da resposta imunológica a essa doença.

O "comportamento de doença" se caracteriza por mal-estar e maior sensibilidade à dor, podendo cursar com diminuição do interesse, anorexia e perda de peso, sonolência, redução da atividade motora e diminuição da concentração. Neste cenário, pode ocorrer atenuação do tônus parassimpático, ativação do eixo hipotálamo-hipófise-suprarrenal, prejuízo do aprendizado e memória, além de alteração do ritmo circadiano.[13] Ao contrário da depressão, agitação e ganho de peso não fazem parte do quadro clínico do "comportamento de doença".

Sintomas depressivos que não costumam fazer parte das manifestações do "comportamento de doença" incluem angústia, negativismo, pensamentos de ruína física e moral, baixa autoestima, insegurança, ausência de perspectivas em relação ao futuro, medo desproporcional do futuro e desejo de morte. A presença de sintomas melancólicos, como humor qualitativamente diferente, humor não reativo, despertar precoce, piora matinal e sentimento de culpa, indica que o diagnóstico de depressão deva ser feito.

Como diagnóstico diferencial, devem-se considerar também quadros em que a doença oncológica compromete o SNC, incluindo possíveis crises psicomotoras ictais (crise convulsiva não tônico-clônica) causando sintomas de humor e cognitivos, além de quadros decorrentes de complicações endocrinológicas como hipotireoidismo.

Outro diagnóstico a ser considerado é o *chemobrain* – quadro decorrente de quimioterapia ou mesmo de hormonioterapia. Li e Caeyenberghs,[14] em revisão sistemática, concluem que devido a vários mecanismos de neurotoxicidade, agentes terapêuticos, independentemente do tipo de câncer, podem reduzir a concentração, prejudicar a memória e causar problemas de aprendizado e linguagem. Cabe lembrar que esses sintomas podem ocorrer em paralelo a um transtorno depressivo.

Devem-se ainda considerar, nos diagnósticos diferenciais, os diversos tipos de manifestações do espectro depressivo, ou seja, além do episódio depressivo maior, depressão menor, distimia, depressão bipolar e depressão recorrente, que acarretam diferenças nas abordagens medicamentosas ou não medicamentosas.

Instrumentos para diagnóstico e avaliação de gravidade

Hoje, o diagnóstico dos quadros depressivos em oncologia é fundamentalmente clínico, feito de acordo com a *Classificação internacional de doenças e problemas relacionados à saúde*, 10ª edição (CID-10)[15], e o *Manual diagnóstico e estatístico de transtornos mentais* (DSM-5),[16] da American Psychiatric Association. A *entrevista clínica estruturada para os transtornos do DSM-5* é o instrumento de referência para se realizar o diagnóstico em pesquisa.

As escalas usadas para avaliar a gravidade da depressão podem ser aplicadas por um avaliador, ou serem de autorrelato, sendo que a versão de 17 itens da Escala de Depressão de Hamilton (HDRS) e o Inventário de Depressão de

Beck (BDI) são as referências para ensaios clínicos. Outras escalas utilizadas em oncologia são a Escala Hospitalar para Ansiedade e Depressão (HADS), o Distress Thermometer (DT) e o Inventário para Sofrimento Psicológico (PDI). Cabe ressaltar que as escalas não substituem a avaliação clínica.[17]

Abordagem
Tratamento não farmacológico

É improvável que o paciente oncológico passe incólume por um processo como este de adoecimento, tratamento e perspectivas de futuro. Tratamentos não farmacológicos, a saber, intervenções terapêuticas e psicossociais são de igual e fundamental importância na condução desses pacientes.

O paciente oncológico, sobretudo na condição aguda da doença, passa a viver quase todo o tempo em função da demanda oncológica, com idas diárias ao hospital, tratamentos sistêmicos, perda de funcionamento social, no trabalho ou até familiar. É essencial manter o paciente com foco no tratamento, mas também ajudá-lo a entender que sua vida não se resume apenas ao câncer que o acometeu.

Inicialmente, em geral, a abordagem concentra-se na demanda do paciente em relação às expectativas da evolução da doença oncológica, seu tratamento e seus efeitos colaterais (quimioterapia, radioterapia, hormonioterapia ou até consequências de procedimentos cirúrgicos). O objetivo é desenvolver a motivação e as habilidades do paciente para lidar com uma possível perda da funcionalidade, momentânea ou definitiva, diminuir a sensação de solidão e desamparo, mesmo em pacientes com família presente e funcional. Nesse sentido, grupos de suporte e de enfrentamento com pacientes que estão passando ou passaram por situações similares são de grande valor.

A abordagem ao paciente oncológico envolve diversas técnicas psicoterapêuticas, sendo uma das mais usadas a terapia cognitivo-comportamental (TCC). Outras técnicas, como meditação (*mindfulness*), relaxamento e enfrentamento de problemas, também são reconhecidamente eficazes. Abordagens de cunho psicanalítico também têm seu valor, embora os trabalhos acadêmicos abordem menos esta linha em detrimento de outras abordagens, em geral pela facilidade na construção e no desenho do estudo. Porém, um trabalho exemplar foi idealizado e desenvolvido por Breitbart e colaboradores,[18] a *Psicoterapia centrada em significado* (livre tradução de *Meaning-centered psychotherapy*). Em abordagens que podem ser individuais ou coletivas e envolver fases diversas da doença oncológica, incluindo cuidados paliativos, abordam-se os conceitos e as origens do significado, o significado em si antes e depois do diagnóstico oncológico, a atitude, a criatividade, a mudança na história, as transformações e a esperança para o futuro. Assim, em síntese, considera-se que o paciente oncológico geralmente está situado em um momento angular de sua existência, diante da possibilidade de morte e de uma ampla significação ou avaliação simbólica de sua vida. A abordagem de base psicanalítica permite o desenvolvimento de novas percepções e significados da existência e melhor elaboração das perdas e a criação de recursos internos para lidar com o novo de modo criativo e mais coerente com a realidade interna e externa, integrando seu legado pessoal e perspectivas do porvir.

A atividade física também é um importante recurso, pois auxilia o paciente a distrair-se da questão apenas oncológica, além de promover relaxamento e recuperação funcional.

Tratamento farmacológico

O tratamento dos quadros depressivos em pacientes com doença oncológica inclui farmacoterapia, psicoterapia, neuromodulação, além de outras estratégias.

No tratamento da depressão em paciente oncológico, o primeiro passo a ser dado é aprofundar o seu diagnóstico, verificando suas características, que incluem: presença de subtipo de depressão, como atípica ou com sintomas melancólicos; tratar-se do primeiro episódio ou recorrência; em caso de recorrência, número de episódios anteriores e intervalos de eutimia; tempo de duração do episódio atual; fatores psicológicos, biológicos e sociais que contribuíram para o surgimento e a continuação do quadro depressivo; e relação do quadro depressivo com a doença oncológica e seu tratamento. Deve-se então avaliar a resposta a todos os tratamentos prévios farmacológicos e não farmacológicos, os efeitos colaterais e a adesão ao tratamento.

O tratamento deve considerar também estado geral, condição oncológica, presença de tratamentos sistêmicos ou radioterapia, comprometimento ou não de algum sistema, incluindo hepático, renal ou mesmo neurológico. É fundamental ressaltar a relativa pequena quantidade de estudos em pacientes oncológicos, sobretudo os que envolvem indivíduos já em tratamento paliativo exclusivo, devido às dificuldades de se estabelecer protocolos nessas populações, particularmente pelo grande número de perdas envolvidas.

A escolha do antidepressivo deve levar em conta, além da depressão, o tratamento de comorbidades, como transtornos de ansiedade, dor neuropática, fogachos, náuseas, vômitos, prurido, fadiga, diarreia e obstipação.

Em relação às interações medicamentosas, é necessário atenção para pacientes com câncer de mama em hormonioterapia com tamoxifeno, um antagonista do receptor de estrogênio. O tamoxifeno é metabolizado no fígado pelo citocromo P450 CYP2D6, transformando-se em endoxifeno, metabólito efetivamente ativo. Antidepressivos inibidores do CYP2D6 impedem a formação do endoxifeno, resultando em diminuição da eficácia do tratamento. Nesse contexto, a paroxetina e a fluoxetina são inibidores fortes, ao passo que a duloxetina, a sertralina e a bupropiona são inibidores moderados; a venlafaxina, a desvenlafaxina, o citalopram, o escitalopram e o milnaciprano de modo geral não inibem o CYP2D6.[19,20]

É importante lembrar-se de que interações medicamentosas podem decorrer do fato de o paciente oncológico ser medicado por substâncias psicotrópicas para outras condições que não a depressão ou outro quadro psiquiátrico. Como exemplo, pacientes com dor podem receber gabapentina, pregabalina ou mesmo antidepressivos para o tratamento da dor, como amitriptilina, venlafaxina e duloxetina. Além disso, não se deve esquecer da morfina e seus possíveis efeitos de sedação e obstipação intestinal, em especial quando o psiquiatra também usa medicamentos com este tipo de efeito colateral. É crucial, portanto, investigar esse uso e ajustar o tratamento de forma adequada.

Em síntese, a escolha do antidepressivo deve considerar especificidades da depressão, eficácia e efeitos colaterais do antidepressivo e de possíveis tratamentos prévios, aspectos clínicos do paciente, comorbidades e interações medicamentosas.

A opção por uma decisão compartilhada permite melhor aceitação e adesão ao tratamento. Para tanto, o médico deve expor as alternativas ao paciente, seus potenciais benefícios e limitações, para que, em conjunto, cheguem à alternativa do antidepressivo que melhor se aplica ao paciente.

Grassi e colaboradores[21] descrevem algumas dicas que podem auxiliar na escolha do antidepressivo:

- A **duloxetina** pode ser uma escolha pertinente em pacientes com histórico de dor neuropática ou crônica. ou mesmo dor oncológica importante.
- A **venlafaxina** e a **desvenlafaxina**, além de serem de primeira escolha para pacientes com câncer de mama em uso de tamoxifeno, são opções válidas para pacientes com fogachos ou mesmo pacientes anérgicos. Salienta-se que o tamoxifeno pode causar a menopausa precoce destas pacientes. Ressalta-se também o importante efeito analgésico da venlafaxina e seu emprego na comorbidade álgica.
- A **mirtazapina** é uma opção interessante para pacientes com insônia, com quadros de caquexia ou perda considerável do apetite, ou mesmo para aqueles que apresentam diarreias significativas, pois pode ter efeito obstipante, além de efeito particularmente importante sobre náuseas.
- A **bupropiona** é um aliado essencial na questão da fadiga, ou quando há disfunção sexual envolvida. Em pacientes infectados com o vírus da imunodeficiência humana (HIV)/síndrome da imunodeficiência adquirida (Aids), também é uma opção importante. Deve-se ressaltar, contudo, o risco de diminuição do limiar convulsivo desta substância, limitando-se seu uso no contexto oncológico, especialmente quando há risco de metástases cerebrais.
- O **citalopram** ou o **escitalopram** são recursos oportunos quando se evidencia a interação de citocromo P450. Salienta-se a rapidez de ação do escitalopram. Deve-se atentar, no entanto, para o risco cardiovascular apresentado pelo citalopram, particularmente na dose a partir de 40 mg/dia.

Há ainda outras considerações a serem feitas. Os antidepressivos tricíclicos, clássicos na história da psiquiatria, continuam tendo muita importância no tratamento psiquiátrico oncológico, sobretudo quando se considera a coexistência do fator dor ou nos casos em que efeitos colaterais "benéficos" são desejados, como sedação ou aumento do apetite.

É essencial lembrar-se de que a fluoxetina e a fluvoxamina têm um potencial acentuado de interação medicamentosa, o que ocorre não somente pela via do citocromo P450 (como no caso do tamoxifeno). Deve-se considerar ainda que fluoxetina e sertralina podem induzir perda de apetite, devendo ser administradas com muito critério em pacientes caquéticos ou com perda acentuada de peso.

A resposta aos antidepressivos pode ser influenciada por diversos fatores, como características biológicas, genéticas ou farmacogenômicas, estressores relacionados à doença oncológica, má resposta ao tratamento oncológico, perda de funcionalidade, dor e aproximação da fase final de vida.

Além de melhorar os sintomas da depressão, deve-se ter como objetivo melhorar a qualidade de vida e viabilizar a melhor adesão ao tratamento do câncer. Porém, não se sabe ainda se a melhora da depressão permite a melhora do prognóstico oncológico.

Os diferentes tipos e estágios de câncer dificultam a obtenção de homogeneidade entre os grupos terapêuticos, limitando a comparação da resposta antidepressiva. Ostuzzi e colaboradores[20] chegam a dizer que não há evidência de que exista um antidepressivo com eficácia superior aos demais no tratamento da depressão no câncer.

Outros medicamentos também devem ser considerados no manejo desses pacientes, seguindo o conhecimento da psiquiatria geral. Assim, estabilizadores de humor ou antipsicóticos atípicos, com conhecida ação de potencialização do antidepressivo, podem ser utilizados nos casos de depressões com refratariedade e suspeita de doença do espectro bipolar. O uso de antipsicóticos precisa ser considerado em casos de sintomas psicóticos (delirantes e/ou alucinatórios) ou alterações graves de comportamento. Os ansiolíticos ou indutores de sono são um recurso importante, sobretudo em situações agudas.

A resposta inflamatória presente em pacientes com câncer abre perspectiva à exploração de novas terapêuticas, não somente para os pacientes depressivos oncológicos, mas também para os depressivos em geral. Li e colaboradores[22] apontam em seu trabalho o uso de anti-inflamatórios não esteroides (AINEs) oferecidos sozinhos ou em conjunto com antidepressivos, apresentando respostas melhores que o placebo. Da mesma forma, inibidores específicos de alvos, como TNF-α e IL-6, têm melhorado os sintomas de depressão em doenças reumáticas ou outras condições inflamatórias. O infliximabe,[23] um anticorpo monoclonal inibidor de TNF-α, seria uma dessas possibilidades, uma vez que ele tem mostrado eficácia antidepressiva em pacientes com altos níveis de atividade inflamatória, mensurada por elevados níveis séricos de proteína C-reativa. É um uso restrito e que requer atenção e cuidado, mas há potencial, inclusive, para quadros depressivos resistentes onde marcadores inflamatórios estejam elevados.

Situações especiais

Uma situação especial ocorre quando o paciente, por não ter perspectiva de resposta às condutas terapêuticas e estar em um grave quadro clínico sem possibilidade de reversão, não apresenta mais indicação de tratamentos curativos. Tal paciente recebe apenas quimioterapia ou radioterapia paliativa, ou apenas cuidados paliativos exclusivos e medidas de conforto proporcionais ao seu momento terapêutico. Nesta fase, o início do tratamento com antidepressivo, ou mesmo sua continuidade, deve ser avaliado com ênfase maior na qualidade de vida. Elementos de tristeza fazem parte da elaboração do paciente em final de vida e precisam ser diferenciados de um quadro depressivo.

Outro aspecto a considerar é a latência de ação dos antidepressivos, de 3 ou 4 semanas, que em algumas situações pode ser maior do que a expectativa de vida do paciente. Na presença de quadros depressivos graves, em que uma resposta em curto intervalo de tempo é o objetivo, a escetamina tem confirmação de eficácia estabelecida por estudos randomizados duplo-cegos, tendo sua aprovação recente nos Estados Unidos para uso intranasal, com expectativa de entrada em breve no mercado brasileiro. Já está disponível no Brasil a cetamina, mistura racêmica da qual a escetamina é derivada, cuja aplicação é intravenosa ou subcutânea. Seu benefício é a rapidez de resposta, porém com dificuldades na via administrativa e efeitos colaterais durante a própria administração, além dos riscos inerentes de dependência, motivo pelo qual sua utilização deve ser acompanhada de amplo esclarecimento para os familiares. Todavia, o custo, em um primeiro momento, poderá ser um fator limitante para seu uso.

Psicoestimulantes têm utilização potencial em pacientes oncológicos, principalmente em relação aos que possuem efeitos sedativos dos opioides, mas sua eficácia geral em relação à depressão ainda tem sido alvo de estudos.

O tratamento da depressão deve considerar aspectos relativos à depressão em si, relativos à doença oncológica e seu tratamento de modo integrado com o paciente, suas expectativas e características psicossociais. O tratamento adequado da depressão, além de diminuir o sofrimento, deve viabilizar a melhora da qualidade de vida e um melhor enfrentamento da doença oncológica, incluindo melhor adesão ao tratamento. A escolha do antidepressivo deve considerar potenciais interações medicamentosas, o estado geral do paciente e suas preferências.

A psicoterapia deve ser oferecida, e sua abordagem deve ser discutida com o paciente para que a indicação seja efetiva. A neuromodulação, incluindo estimulação magnética transcraniana e eletroconvulsoterapia, deve ser considerada em situações de limitação das demais intervenções. Outras abordagens eficazes para melhorar a depressão precisam ser lembradas, incluindo atividade física, relaxamento e meditação.

Referências

1. Dauchy S, Dolbeault S, Reich M. Depression in cancer patients. EJC Suppl. 2013;11(2): 205-15.

2. Lutgendorf S, Andersen BL. Biobehavioral approaches to cancer progression and survival: Mechanisms and interventions. Am Psychol. 2015;70(2):186-97.

3. Krebber AM, Buffart LM, Kleijn G, Riepma IC, de Bree R, Leemans CR, et al. Prevalence of depression in cancer patients: a meta-analysis of diagnostic interviews and self-report instruments. Psychooncology. 2014;23(2):121-30.

4. Walker J, Hansen CH, Martin P, Symeonides S, Ramessur R, et al. Prevalence, associations, and adequacy of treatment of major depression in patients with cancer: a cross-sectional analysis of routinely collected clinical data. Lancet Psychiatry. 2014;1(5):343-50.

5. Priscilla D, Hamidin A, Azhar MZ, Noorjan KON, Salmiah MS, Bahariah K. Assessment of depression and anxiety in haematological cancer patients and their relationship with quality of life. East Asian Arch Psychiatry. 2011;21(3):108-14.

6. Barreto FS, Chaves Filho AJM, de Araújo MCCR, de Moraes MO, de Moraes MEA, Maes M, et al. Tryptophan catabolites along the indoleamine 2,3-dioxygenase pathway as a biological link between depression and cancer. Behav Pharmacol. 2018;29(2 and 3-Spec Issue):165-80.7. Bortolato B, Hyphantis TN, Valpione S, Perini G, Maes M, Morris G, et al. Depression in cancer: The many biobehavioral pathways driving tumor progression. Cancer Treat Rev. 2017;52:58-70.

7. Zunszain PA, Anacker C, Cattaneo A, Carvalho LA, Pariante CM. Glucocorticoids, cytokines and brain abnormalities in depression. Prog Neuropsychopharmacol Biol Psychiatry. 2011;35(3):722-9.

8. Rooney AG, McNamara S, Mackinnon M, Fraser M, Rampling R, Carson A, et al. Frequency, clinical associations, and longitudinal course of major depressive disorder in adults with cerebral glioma. J Clin Oncol. 2011;29(32):4307-12.

9. Mayr M, Schmid RM. Pancreatic cancer and depression: myth and truth. BMC Cancer. 2010;10:569.

10. Breitbart W, Rosenfeld B, Tobias K, Pessin H, Ku GY, Yuan J, et al. Depression, cytokines, and pancreatic cancer. Psychooncology. 2014;23(3):339-45.

11. Jia Y, Li F, Liu YF, Zhao JP, Leng MM, Chen L. Depression and cancer risk: a systematic review and meta-analysis. Public Health. 2017;149:138-48.

12. Dantzer R, O'Connor JC, Freund GG, Johnson RW, Kelley KW. From inflammation to sickness and depression: when the immune system subjugates the brain. Nat Rev Neurosci. 2008;9(1):46-56.

13. Li M, Caeyenberghs K. Longitudinal assessment of chemotherapy-induced changes in brain and cognitive functioning: a systematic review. Neurosci Biobehav Rev. 2018;92:304-17.

14. Organização Mundial da Saúde. Classificação estatística internacional de doenças e problemas relacionados à saúde: CID-10. 10. ed. rev. São Paulo: USP; 1997.

15. American Psychiatric Association. Manual diagnóstico e estatístico de transtornos mentais: DSM-5. 5. ed. Porto Alegre: Artmed; 2014.

16. Mitchell AJ. Short screening tools for cancer-related distress: a review and diagnostic validity meta-analysis. J Natl Compr Canc Netw. 2010;8(4):487-94.

17. Breitbart W, Rosenfeld B, Pessin H, Applebaum A, Kulikowski J, Lichtentahal WG. Meaning-centered group psychotherapy: an effective intervfntion for improving psychological well-being in patients with advanced cancer. J Clin Oncol. 2015;33(7):749-54.

18. Irarrázaval ME, Gaete L. Elección del mejor antidepresivo en pacientes con cáncer de mama en tratamiento con tamoxifeno: revisión de la evidencia básica y clínica. Rev Med Chile. 2016;144(10):1326-35.

19. Ostuzzi G, Matcham F, Dauchy S, Barbui C, Hotopf M. Antidepressants for the treatment of depression in people with cancer. Cochrane Database Syst Rev. 2018;4:CD011006.

20. Grassi L, Nanni MG, Rodin G, Li M, Caruso R. The use of antidepressants in oncology: a review and practical tips for oncologists. Ann Oncol. 2018;29(1):101-11.

21. Li M, Kouzmina E, McCusker M, Rodin D, Boutros PC, Paige CJ, et al. Cytokines and depression in cancer patients and caregivers. Neuropsychiatr Dis Treat. 2017;13:2903-11.

22. Shariq AS, Brietzke E, Rosenblat JD, Barendra V, Pan Z, McIntyre RS. Targeting cytokines in reduction of depressive symptoms: a comprehensive review. Prog Neuropsychopharmacol Biol Psychiatry. 2018;83:86-91.

TRANSTORNOS DE ANSIEDADE 3

Maria Cristina de Castro Ferrari
Simone M. de Santa Rita Soares

A ansiedade é uma sensação vaga e desagradável de apreensão, muitas vezes acompanhada de sintomas autonômicos. Por si só, não é algo patológico, mas uma resposta fisiológica a certas ameaças, levando a comportamentos de defesa perante o risco iminente. Quando bem adaptada, a ansiedade permite que se evitem e amenizem riscos. Quando mal adaptada, as respostas são ativadas em momentos inoportunos, ou seja, na ausência de uma ameaça, de forma exagerada, ou com muita frequência, por, pelo menos, seis meses, tornando-se então patológica.

O medo é um sinal de alerta semelhante à ansiedade, porém difere dela por ser uma resposta a uma ameaça conhecida, definida e externa. A ansiedade ocorre diante de uma ameaça desconhecida, vaga e interna.

Nos pacientes oncológicos, a ansiedade é uma resposta compreendida e muitas vezes até esperada diante do diagnóstico e do tratamento. Ela se manifesta, na maioria das vezes, como pensamentos desagradáveis e intrusivos acerca do medo da recorrência do câncer, de possíveis incapacidades relacionadas à doença, da ineficácia do tratamento e da morte.[1]

Pode ser difícil distinguir uma preocupação considerada normal de um transtorno de ansiedade. Essa diferenciação deve considerar o quão intensamente os sintomas ansiosos estão interferindo com as atividades diárias do indivíduo. O **Quadro 3.1** traz alguns exemplos.

QUADRO 3.1 | Diferença entre preocupação normal e sintomas ansiosos

Sintomas de preocupação considerada normal	Sintomas de transtorno de ansiedade
Preocupação intermitente.	Preocupação constante.
Alguma dificuldade de concentração.	Incapacidade de se concentrar.
Capacidade de se desligar dos pensamentos na maior parte do tempo.	Incapacidade de se desligar dos pensamentos na maior parte do tempo.
Dificuldade ocasional para iniciar sono.	Dificuldade para iniciar sono e/ou vários despertares durante a noite na maior parte das noites.
Crises de choro eventuais trazem algum alívio.	Crises de choro frequentes que interferem com o funcionamento global do indivíduo.
Receio relacionado a algum evento futuro (p. ex., consulta, resultado de exames, algum tratamento a ser iniciado).	Receio presente na maior parte do tempo e não necessariamente ligado a algum evento.
Poucos sintomas físicos, se é que existem.	Muitos sintomas físicos (p. ex., palpitação, sensação de sufocamento, inquietação, boca seca, tremores das mãos).
Presença de mecanismos que ajudam a aliviar a ansiedade (como distrair-se com alguma atividade).	Poucos, ou nenhum, mecanismos que ajudem a aliviar os sintomas de ansiedade.

Fonte: Adaptado de Nicholas.[2]

Deve-se atentar aos pacientes com transtornos de ansiedade de instalação prévia ao diagnóstico oncológico. Nesse caso, é primordial que os sintomas estejam bem controlados, uma vez que eles podem ser exacerbados após o diagnóstico.[1]

Situações relatadas por pacientes oncológicos como geradoras de ansiedade incluem o recebimento do diagnóstico, a realização de cirurgia, o tratamento com quimioterapia ou radioterapia, a redução da autoestima, o ato de dar a notícia a familiares e certos efeitos colaterais de tratamentos, como queda de cabelo, náuseas, vômitos e dor.[3,4] Pacientes com dificuldade de comunicação com seus familiares, amigos e médicos estão mais propensos a desenvolver sintomas ansiosos.[5]

As situações ansiogênicas também estão relacionadas ao tipo de câncer e seu estágio.[6] Pacientes com diagnóstico precoce podem ter maior expectativa de vida. A identificação de estágios mais avançados leva os pacientes a lidarem com o risco iminente de morte, o que favorece o surgimento de sintomas ansiosos.[7] A queda de desempenho, que faz um paciente independente passar a depender de cuidados, também ocasiona o surgimento de sintomas ansiosos, piorando a qualidade de vida.

É interessante notar que não apenas o câncer e seu tratamento podem gerar ansiedade, mas como a ansiedade também está relacionada a pessimismo e aumento da percepção de dor. Para conseguir a melhor resposta ao tratamento da dor, ambas as condições devem ser tratadas concomitantemente. Insônia é outra queixa frequente entre esses pacientes, sendo, muitas vezes, o motivo que leva à procura de um atendimento psiquiátrico.

É possível que quadros orgânicos se apresentem com sintomas ansiosos, conforme apresentado no **Quadro 3.2**.

Pacientes com mais de 10 anos de remissão da doença oncológica com sintomas ansiosos tendem a ficar mais tempo em tratamento e utilizam mais os recursos de saúde. As queixas e as preocupações com cada novo sintoma são

QUADRO 3.2 | Causas orgânicas para ansiedade em pacientes oncológicos

Fator	Exemplos
Dor mal controlada	Medicação insuficiente.
Condições clínicas	Delirium, embolia pulmonar, infecção, sangramento, hipóxia, hipoglicemia, insuficiência cardíaca, insuficiência coronariana, metástases cerebrais.
Tumores secretores de hormônios	Feocromocitoma, tumores da tireoide e paratireoide, insulinoma, tumores produtores de corticotrofina.
Medicamentos	Corticosteroides, antipsicóticos, tiroxina, broncodilatadores, estimulantes beta-adrenérgicos, anti-histamínicos, reação paradoxal a benzodiazepínicos.
Outros	Síndrome de abstinência (álcool, nicotina, opioides, benzodiazepínicos, barbitúricos), sintomas de retirada (antidepressivos), dispneia (tumores pulmonares), síndrome paraneoplásica (p. ex., antecedendo diagnóstico de câncer de pâncreas).

Fonte: Adaptado de Massie.[8]

amplificadas, e os profissionais de saúde tendem a subvalorizá-las. Em estágios avançados, os pacientes ansiosos tendem a confiar menos nos médicos e compreendem menos as informações por eles dadas, o que pode reduzir a adesão ao tratamento.[7] Além disso, a ansiedade pode interferir de maneira significativa na qualidade de vida tanto do paciente como de sua família, por isso, deve ser avaliada e tratada, quando necessário.[9]

Subtipos de transtornos de ansiedade

Os subtipos de transtornos de ansiedade a serem abordados na sequência são transtorno de ansiedade generalizada, transtorno de pânico, fobias específicas, fobia social, transtorno de adaptação, transtorno de estresse agudo, transtorno de estresse pós-traumático, transtorno obsessivo-compulsivo e transtorno de ansiedade de doença.

Transtorno de ansiedade generalizada

O transtorno de ansiedade generalizada é o estado persistente de ansiedade e preocupação excessiva de forma a comprometer a qualidade de vida do paciente. Os sintomas a seguir podem surgir, mas não de forma aguda nem tão intensa quanto em um ataque de pânico:

- Tensão motora (tensão muscular, fadiga, inquietação).
- Hiperatividade autonômica (palpitações, aumento da frequência respiratória, sudorese, tontura).
- Aumento da vigilância (sentir-se ansioso, irritabilidade, respostas exageradas aos estímulos).

Transtorno de pânico

Na crise de pânico, o paciente tem uma crise de ansiedade de início súbito, de rápida evolução e muito intensa, quase sempre acompanhada de sintomas somáticos, como tontura, sudorese, palpitações, sensação de falta de ar, náuseas, medo de ficar louco ou morrer, em geral sem estressor identificável.

Os ataques são autolimitados e duram em torno de 10 minutos, mas como o desconforto tende a durar mais, o paciente pode ter a sensação de que a crise é mais longa. Os sintomas podem ser de difícil diferenciação com quadros orgânicos, habitualmente levando o paciente a procurar médicos de diversas especialidades antes de chegar ao psiquiatra.

O termo "transtorno de pânico" é usado quando há recorrência de crises de pânico de forma inesperada com pelo menos um mês de ansiedade antecipatória (preocupação persistente sobre ter novo ataque de pânico).

Fobias específicas e fobia social

As fobias específicas são caracterizadas por medo persistente, excessivo ou irracional pela presença ou antecipação de um objeto ou situação de fobia. Muitas fobias específicas estão relacionadas a aspectos a serem abordados durante o tratamento oncológico, como o medo de objetos perfurocortantes, de receber anestesia ou de certas medicações, dificultando o manejo. Da mesma forma, pacientes claustrofóbicos passam por dificuldades na realização de certos exames de imagem ou tratamentos radioterápicos.

A fobia social é uma extrema ansiedade em situações de desempenho ou contato interpessoal, levando à evitação de situações, como fazer apresentações, participar de eventos, comer em frente a outras pessoas, etc.

Transtorno de adaptação

O transtorno de adaptação consiste em sintomas emocionais e/ou comportamentais clinicamente significativos em resposta a um estressor, provocando um prejuízo social, ocupacional ou em outras áreas importantes. O estressor é algo identificável, como o diagnóstico de câncer, mas o quadro é menos severo do que uma doença mental diagnosticável, como o transtorno de ansiedade generalizada. Uma reação de luto normal não configura um transtorno de adaptação.

Transtorno de estresse agudo e transtorno de estresse pós-traumático

São reações específicas relacionadas a eventos traumáticos extremos, que envolvem risco de morte ou lesão grave. Formam um espectro no qual variam em duração e intensidade dos sintomas.

Há controvérsia sobre se o câncer, seu diagnóstico e tratamento podem ser incluídos dentro dessa categoria. Eles podem ser considerados eventos estressores envolvendo risco de morte, porém não são eventos únicos, limitados no tempo, como um desastre natural ou um assalto.

Outra dificuldade para sua inclusão diz respeito à sensação que o paciente relata, ou seja, como se tornasse a experimentar o evento traumático. Habitualmente, a angústia de pacientes oncológicos se dá mais pelo receio de eventos futuros, como o resultado de uma biópsia ou uma consulta de seguimento. A identificação de um único evento estressor dentro de uma miríade de situações enfrentadas pelos pacientes oncológicos seria reducionista.[10]

Vale ressaltar outra condição nos pacientes oncológicos em que, ao contrário de aumento de ansiedade e preocupação diante de evento estressor, há uma adaptação positiva, com aumento da resiliência. Os pacientes que desenvolvem o crescimento pós-traumático (PTG, do inglês *post-traumatic growth*) tendem a ser mais otimistas, têm relações interpessoais mais próximas e apresentam algum grau de espiritualidade.[11]

Transtorno obsessivo-compulsivo

O transtorno obsessivo-compulsivo é caracterizado por ideias, pensamentos ou imagens persistentes e/ou comportamentos repetitivos que a pessoa realiza de maneira a aliviar uma ansiedade intensa. Os pensamentos ou comportamentos precisam consumir um tempo significativo e ser suficientes para interferir com o funcionamento profissional, acadêmico ou social. Para esses pacientes, pensamentos sobre a doença ou seu prognóstico podem se tornar obsessivos, trazendo um grande sofrimento.[10]

Transtorno de ansiedade de doença

Esse subtipo de transtorno de ansiedade foi introduzido pelo *Manual diagnóstico e estatístico de transtornos mentais* (DSM-5),[12] derivado da hipocondria nas classificações diagnósticas anteriores, porém com características que o distinguem. Trata-se de uma ansiedade relacionada ao receio de ficar doente, sendo os sintomas físicos leves ou inexistentes.

É comum que os pacientes oncológicos se preocupem com uma recidiva, por exemplo, mas isso só será caracterizado como um transtorno de ansiedade de doença caso a preocupação seja desproporcional à gravidade dos sintomas. Esses pacientes podem solicitar com frequência retornos com os médicos ou antecipação de exames de controle.

Epidemiologia

Os transtornos de ansiedade são os mais frequentes dentre os transtornos mentais na população geral. Foi verificado que 44% dos pacientes oncológicos relatam algum grau de ansiedade, e 23%, ansiedade em nível significativo.[13,14]

Uma metanálise[15] com 70 estudos e mais de 10.000 pacientes ambulatoriais em 14 países, tanto oncológicos como hematológicos, apontou taxas em torno de 10% para um transtorno de ansiedade.

Os pacientes do sexo feminino, mais jovens, em estágios mais avançados da doença, com mais comorbidades, pior condição socioeconômica e pior suporte sociofamiliar, são mais acometidos pelos transtornos de ansiedade. Fala-se em desenvolvimento de maior resiliência com o passar dos anos, o que, de certa forma, protegeria os pacientes mais idosos de sintomas ansiosos ao enfrentar uma doença oncológica.[16]

A associação entre sintomas depressivos e suicídio é bem estabelecida, tendo-se alertado que sintomas ansiosos também são considerados como um fator de risco para o suicídio, inclusive entre os pacientes oncológicos.[17]

A incidência de transtorno de estresse pós-traumático preenchendo diagnósticos, segundo o DSM-IV,[18] varia de 3 a 4%, em estágios mais iniciais diagnosticados recentemente, a 35% após o tratamento. Se forem considerados quadros onde apenas sintomas são relatados, as taxas variam de 20% em estágios iniciais a 80% em pessoas com recorrência.[10]

Os dados epidemiológicos são limitados e imprecisos, devido à variedade de instrumentos diagnósticos e critérios utilizados, a amostras pequenas, a diferentes tipos de câncer e a tanto tratamentos específicos como condições clínicas que levam a sintomas ansiosos.

Outros transtornos de ansiedade, como fobias, transtorno de pânico e transtorno obsessivo-compulsivo, em geral, precedem o diagnóstico de câncer, e sua incidência não costuma ser considerada separadamente. Ainda assim, esses quadros podem ser agravados no decorrer do tratamento, merecendo atenção.

Etiologia

A importância dos fatores genéticos tem sido cada vez mais reconhecida na etiologia dos transtornos de ansiedade.[19] As influências genéticas, contudo, são dinâmicas ao longo da vida e moduladas por experiências vividas, estresse e eventos de vida traumáticos.

Os principais neurotransmissores associados à ansiedade são a noradrenalina, a serotonina e o ácido gama-aminobutírico (GABA). Há uma desregulação do sistema noradrenérgico, levando a um tônus simpático aumentado. O estresse aumenta a produção e liberação do cortisol, alterando o eixo hipotalâmico-hipofisário-suprarrenal. Os níveis do hormônio liberador de corticotrofina (CRH) no hipotálamo são aumentados pelo estresse, aumentando a liberação de cortisol e desidroepiandrosterona (DHEA).[20]

Os modelos cognitivos para os transtornos de ansiedade apontam para uma desadaptação caracterizada por fácil percepção e avaliação exacerbada de ameaças, o que levaria à dificuldade na tomada de decisões. Há uma tendência à "catastrofização", ou seja, a interpretação mais negativa e ameaçadora das situações vividas.

No transtorno de estresse pós-traumático, há uma resposta que pode ser desencadeada por estímulos associados ao evento traumático, que podem ser neutros (p. ex., cheiros, sons, imagens), mas que trazem à memória um estímulo aversivo (p. ex., quimioterapia ou radioterapia). Essa associação pode causar ansiedade intensa mesmo após o fim do evento traumático. Uma vez estabelecido, a evitação do estímulo impede o surgimento de sentimentos e pensamentos desagradáveis, o que reforça as respostas evitativas.[10]

Abordagem

O tratamento dos transtornos de ansiedade inclui a combinação da abordagem medicamentosa e psicoterápica.

Abordagem não farmacológica

O manejo psicoterápico é especialmente importante para pacientes ansiosos, auxiliando a entender os mecanismos mantenedores do quadro, bem como facilitando estratégias de enfrentamento dos pensamentos ansiosos.

Há diversas abordagens eficazes, mas a maior parte da literatura baseia-se na abordagem cognitivo-comportamental, que tem sido a primeira escolha nesses casos. Ela parte do princípio de que sintomas físicos, mentais e emocionais originam-se de pensamentos, sentimentos e comportamentos pouco adaptativos. O objetivo é melhorar estratégias de manejo e aliviar o estresse emocional.

Diversas técnicas são utilizadas, como treino de relaxamento, solução de problemas, reestruturação cognitiva e estratégias autorregulatórias. O tratamento é, em geral, curto, o que o torna bastante factível para pacientes oncológicos, além de poder ser realizado em grupo ou individualmente.[9]

Técnicas como hipnose, relaxamento guiado por imagens, meditação, *biofeedback* e relaxamento progressivo podem ser usadas para tratar sintomas ansiosos relacionados a procedimentos e síndromes dolorosas, entre outros.[9]

Abordagem farmacológica

No contexto oncológico, que demanda muitas vezes melhora rápida de sintomas, o tratamento medicamentoso pode ser usado, mesmo que em algumas situações seja apenas para alívio de sintomas em pacientes em fase final de vida.[21]

Não há estudos específicos sobre a melhor estratégia para tratar transtornos de adaptação em pacientes oncológicos, mas é consenso que deve ser empregada alguma forma de psicoterapia antes da abordagem medicamentosa. Se necessário, pode ser avaliada uma medicação de uso em curto prazo, de maneira a facilitar o trabalho psicoterápico.[9]

A utilização de medicamentos é considerada quando os sintomas são mais severos, quando o paciente recusa psicoterapia ou quando o tratamento psicoterápico isoladamente não foi efetivo.

Mais detalhes sobre os fármacos usados podem ser encontrados no Capítulo 9, Particularidades da psicofarmacologia no paciente oncológico. De maneira mais geral, são descritas, na sequência, as medicações utilizadas em transtornos de ansiedade.

Benzodiazepínicos

Além da redução da ansiedade, das crises de pânico e da insônia, os benzodiazepínicos podem reduzir náuseas e vômitos pós-quimioterapia, bem como ansiedade antecipatória a procedimentos.[22] Deve-se atentar à sedação, tontura e ataxia, o que leva ao aumento do risco de queda em idosos. Há também predisposição para quadros de *delirium*, sobretudo em idosos, além de piora dos quadros já instalados.

Os benzodiazepínicos são classificados de acordo com sua meia-vida, conforme descrito a seguir:

- **Meia-vida curta:** são de grande valia para situações pontuais, como crises de pânico, ou para pacientes fóbicos durante procedimentos (p. ex., exames de imagem, radioterapia). Em pacientes com disfunções hepáticas, deve-se priorizar o uso do lorazepam, por ser o único benzodiazepínico metabolizado por glicuronidação, sem produção de metabólitos ativos. Também são mais favoráveis, quando necessário, para pacientes idosos, cuja metabolização é mais lenta. O risco de dependência é inversamente proporcional à meia-vida do fármaco, motivo pelo qual são os de maior potencial de dependência, além de serem mais difíceis de retirar quando há dependência.
- **Meia-vida intermediária:** úteis para controle de sintomas ansiosos e em quadros de insônia, entre outros. O clonazepam é um representante da classe.
- **Meia-vida longa:** de emprego mais restrito no contexto oncológico. Parte significativa dos pacientes oncológicos tem idade mais avançada, além de frequentemente estarem em uso de polifarmácia ou terem comprometimento da função hepática, o que pode causar acúmulo do fármaco. O medicamento mais conhecido dessa classe é o diazepam.[9]

O uso prolongado dos benzodiazepínicos não é recomendado devido ao risco de dependência e prejuízo cognitivo. Também devem ser usados com cuidado quando há associação com opioides e em pacientes com problemas respiratórios graves em razão do risco de depressão respiratória.

Buspirona

A buspirona é um não benzodiazepínico que pode ser usado para pacientes dependentes de benzodiazepínicos, durante a sua retirada, em pacientes ansiosos, com elevado risco para dependência, e em associação a antidepressivos no tratamento de quadros ansiosos.

Antidepressivos

Os antidepressivos são os fármacos com maior eficácia para o tratamento dos transtornos de ansiedade. Uma vez iniciado o tratamento, sugere-se que seja mantido por ao menos seis meses após a remissão dos sintomas, a fim de reduzir o risco de recidiva. A eficácia, a segurança e a tolerabilidade variam de acordo com a classe, sendo elas:

- **Inibidores seletivos da recaptação de serotonina (ISRSs):** são consideradas as medicações de primeira escolha para o tratamento dos transtornos de ansiedade, com boa tolerância e baixa toxicidade. O início da melhora dos sintomas ansiosos leva de duas a seis semanas, sendo possível o uso concomitante de benzodiazepínicos nesse período. Os ISRSs disponíveis são fluoxetina, paroxetina, fluvoxamina, sertralina, citalopram e escitalopram. Os três primeiros têm maior potencial de interação medicamentosa, mas a paroxetina e, em menor grau, a fluoxetina são contraindicadas para pacientes em uso de tamoxifeno (por impedirem a conversão deste em endoxifeno, metabólito ativo mais potente do que a molécula original, favorecendo a recidiva do câncer de mama).

- **Inibidores seletivos da recaptação de serotonina e noradrenalina (ISRSNs):** apresentam perfil semelhante ao dos ISRSs, mas como atuam na noradrenalina, podem causar maior ativação inicial, que pode ser entendida como piora dos sintomas ansiosos pelos pacientes. As medicações dessa classe são venlafaxina e duloxetina e, além da eficácia em sintomas ansiosos e depressivos, têm boa atuação no controle da dor. A venlafaxina tem boa eficácia para o tratamento de fogachos secundários ao uso de tamoxifeno.

- **Tricíclicos:** eles são efetivos para transtornos de ansiedade, em especial a clomipramina, o fármaco mais serotoninérgico de todos. Para tratar quadros psiquiátricos, são necessárias doses mais elevadas do que para o tratamento de condições como dor e insônia. Nessas doses, costumam causar muitos efeitos colaterais, como hipotensão ortostática, boca seca e constipação. Por isso, são tidos como medicações de segunda escolha para tais quadros. Também têm potencial de alargamento do intervalo QTc, principalmente em doses maiores, devendo ser realizados eletrocardiogramas de controle.

- **Tetracíclico:** agonista α-adrenérgico e antagonista serotoninérgico (5HT$_{2A}$, 5HT$_{2C}$ e 5HT$_3$), seu representante no Brasil é a mirtazapina. É amplamente utilizada para tratar ansiedade em pacientes oncológicos, uma vez que há melhora da insônia, da inapetência e das náuseas, sintomas bastante prevalentes nesses pacientes.[20] Outra vantagem é a menor incidência de efeitos colaterais sexuais.

Outros antidepressivos disponíveis, mas de pouca utilidade em quadros ansiosos, são os inibidores da monoaminoxidase (IMAOs) (requerem uma dieta bastante restritiva, livre de tiramina), a bupropiona e a vortioxetina (podem piorar a ansiedade).

Antipsicóticos

Em baixas doses, os antipsicóticos podem amenizar os sintomas ansiosos em pacientes oncológicos, principalmente naqueles em *delirium* ou com dor oncológica. Haloperidol e risperidona são as escolhas quando há concomitância de *delirium*. Quetiapina e olanzapina são boas opções nos transtornos de ansiedade, tanto pela ação em receptores 5-HT$_2$ e 5-HT$_{1A}$ quanto pelo seu potencial sedativo. Contudo, deve-se atentar para o aumento do risco de doença cerebrovascular em idosos.[21]

Anticonvulsivantes

A pregabalina tem-se mostrado eficaz no controle dos sintomas ansiosos e é amplamente usada em pacientes oncológicos com dor neuropática. O perfil sedativo desse medicamento pode ser interessante para pacientes insones.

Deve-se considerar encaminhamento para um psiquiatra para pacientes com quadros ansiosos resistentes às medicações de primeira linha ou mesmo quando a hipótese de ansiedade é levantada, caso o profissional não se sinta confortável em realizar esse seguimento.

Em pacientes com sintomas depressivos concomitantes, a introdução de um antidepressivo deve ser considerada precocemente.

Situações especiais

Acatisia – sensação subjetiva de inquietação que se manifesta como incapacidade de ficar parado –, pode ser confundida tanto por pacientes quanto por profissionais com ansiedade, o que leva a um equívoco diagnóstico e consequente falha no manejo do quadro. A acatisia é provocada mais frequentemente pelo uso de antipsicóticos, mas certos antieméticos bastante utilizados por pacientes oncológicos, como a metoclopramida e a bromoprida, também podem causá-la. A conduta é a suspensão imediata da medicação que desencadeou o quadro.

Com relação às intervenções psicossociais, embora tragam melhora da qualidade de vida, ainda não há evidência de que elas aumentem a sobrevida do paciente oncológico.[23]

Referências

1. Bottomley A. Anxiety and the adult cancer patient. Eur J Cancer Care (Engl).1998;7(4): 217-24.

2. Nicholas DR. Emotional side effects of cancer: distinguishing normal distress from mental disorders. Muncie: Ball Memorial Hospital and Ball State University; 2008.

3. Berckman KL, Austin JK. Causal attribution, perceived control, and adjustment in patients with cancer of the lung. Oncol Nurs Forum. 1993;20(1):23-30.

4. Velikova G, Selby PJ, Snaith PR, Kirby PG. The relationship of cancer pain to anxiety. Psychother Psychosom. 1995;63(3-4):181-4.

5. Friedman LC, Lehane D, Webb JA, Weinberg AD, Cooper HP. Anxiety in medical situations and chemotherapy-related problems among cancer patients. J Cancer Educ. 1994;9(1):37-41.

6. Lampic C, Wennberg A, Schill JE, Glimelius B, Brodin O, Sjödén PO. Coping, psycho-social well-being and anxiety in cancer patients at follow-up visits. Acta Oncol. 1994;33(8):887-94.

7. Spencer R, Nilsson M, Wright A. Anxiety disorders in advanced cancer patients: correlates and predictors of end-of-life outcomes. Cancer. 2010;116(7):1810-9.

8. Massie MJ. Anxiety, panic, and phobias. In: Holland JC, Rowland JH, editors. Handbook of psychooncology: psychological care of the patient with cancer. New York: Oxford University; 1989. p. 300-9.

9. PDQ Supportive and Palliative Care Editorial Board. Adjustment to cancer: anxiety and distress (PDQ®). In: PDQ Cancer Information Summaries [Internet]. Bethesda: NCI; 2002 [capturado em 26 jun. 2019]. Disponível em: https://www.ncbi.nlm.nih.gov/books/NBK65960/

10. PDQ Supportive and Palliative Care Editorial Board. Cancer-related post-traumatic stress (PDQ®). In: PDQ Cancer Information Summaries [Internet]. Bethesda: NCI; 2002 [capturado em 26 jun. 2019]. Disponível em: https://www.ncbi.nlm.nih.gov/pubmed/26389374

11. Parikh D, De Ieso P, Garvey G, Thachil T, Ramamoorthi R, Penniment M, et al. Post-traumatic stress disorder and post-traumatic growth in breast cancer patients – a sistematic review. Asian Pac J Cancer Prev. 2015; 16(2):641-6.

12. American Psychiatric Association. Manual diagnóstico e estatístico de transtornos mentais: DSM-5. 5. ed. Porto Alegre: Artmed; 2014.

13. Stark D, Kiely M, Smith A, Velikova G, House A, Selby P. Anxiety disorders in cancer patients: their nature, associations, and relation to quality of life. J Clin Oncol. 2002;20(14):3137-48.

14. Schag CA, Heinrich RL. Anxiety in medical situations: adult cancer patients. J Clin Psychol. 1989;45(1):20-7.

15. Mitchell AJ, Chan M, Bhatti H, Halton M, Grassi L, Johansen C, et al. Prevalence of depression, anxiety, and adjustment disorder in oncological, haematological, and palliative-care settings: a meta-analysis of 94 interview-based studies. Lancet Oncol. 2011;12(2):160-74.

16. Weiss Wiesel TR, Nelson CJ, Tew WP. The relationship between age, anxiety, and depression in older adults with cancer. Psychooncology. 2015;24(6):712-7.

17. Sareen J, Cox BJ, Afifi TO, de Graaf R, Asmundson GJ, ten Have M, et al. Anxiety disorders and risk for suicidal ideation and suicide attempts. Arch Gen Psychiatry. 2005;62(11):1249-57.

18. American Psychiatric Association. Diagnostic and statistical manual of mental disorders: DSM-IV. 4th ed. Washington: APA; 1994.

19. Hettema JM, Prescott CA, Myers JM, Neale MC, Kendler KS. The structure of genetic and environmental risk factors for anxiety disorders in men and women. Arch Gen Psychiatry. 2005;62(2):182.

20. Sadock BJ, Kaplan HI, Sadock VA, ediotrs. Kaplan & Sadock's comprehensive textbook of psychiatry. Philadelphia: Lippincott Williams & Wilkins; 2005.

21. Holland JC, Breitbart WS, Jacobsen PB, Loscalzo MJ, McCorkle R, Butow PN. Psychooncology. New York: Oxford University; 2015.

22. Triozzi PL, Goldstein D, Laszlo J. Contributions of benzodiazepines to cancer therapy. Cancer Invest. 1988;6(1):103-11.

23. Coyne JC, Stefanek M, Palmer SC. Psychotherapy and survival in cancer: the conflict between hope and evidence. Psychol Bull. 2007;133(3):367-94.

Leituras recomendadas

Breitbart W, Jacobsen PB. Psychiatric symptom management in terminal care. Clin Geriatr Med. 1996;12(2):329-47.

García-Torres F, Alós FJ, Pérez-Dueñas C. Anxiety in common situations of everyday life and depression in women with mastectomies. Psychooncology. 2016;25(12):1512-4.

Jacob L, Kalder M, Kostev K. Incidence of depression and anxiety among women newly diagnosed with breast or genital organ cancer in Germany. Psychooncology. 2017;26(10):1535-40.

Lim CC, Devi MK, Ang E. Anxiety in women with breast cancer undergoing treatment: a systematic review. Int J Evid Based Healthc. 2011;9(3):215-35.

Miller AH. Mechanisms of cytokine-induced behavioral changes: psychoneuroimmunology at the translational interface. Brain Behav Immun. 2009;23(2):149-58.

Roy-Byrne PP, Davidson KW, Kessler RC, et al. Anxiety disorders and comorbid medical illness. Gen Hosp Psychiatry. 2008;30(3):208-25.

Sharpe L, Curran L, Butow P, Thewes B. Fear of cancer recurrence and death anxiety. Psychooncology. 2018;27(11):2559-65.

Stiefel FC, Breitbart WS, Holland JC. Corticosteroids in cancer: neuropsychiatric complications. Cancer Invest. 1989;7(5):479-91.

Zabora J, BrintzenhofeSzoc K, Curbow B, Hooker C, Piantadosi S. The prevalence of psychological distress by cancer site. Psychooncology. 2001;10(1):19-28.

DELIRIUM 4

Luiz Antonio Gil Jr.
Simone M. de Santa Rita Soares

O *delirium*, ou estado confusional agudo, é uma disfunção orgânica cerebral caracterizada por estado mental com redução da capacidade de direcionar, focar ou manter a atenção.[1] O termo deriva do latim *de lira*, que significa "estar fora do lugar", ou seja, estar confuso ou fora de si.[2] Foi um dos primeiros transtornos mentais descritos por Hipócrates há 2.500 anos e, apesar disso, ainda é muito pouco entendido. Na literatura médica, foi provavelmente introduzido por Celsus em I d.C., sendo usado tanto para descrever estados de agitação como de sonolência excessiva decorrentes de transtornos mentais.[1]

Embora seja uma condição grave, considerada uma urgência médica e extremamente frequente em idosos internados, o *delirium* ainda é pouco reconhecido e entendido. Ele pode ser também um marcador de declínio cognitivo prévio e, após o seu curso, deixar uma marca cognitiva de piora permanente no paciente. A maioria dos estudos ainda aponta para um aumento da mortalidade dos pacientes, tanto durante como após a internação.

Essa condição pode acontecer em momentos de final de vida, quando também é conhecida como "inquietação terminal". No entanto, a maior parte dos episódios de *delirium* não está relacionada a esse momento, podendo ser causada por doenças infecciosas, distúrbios metabólicos/eletrolíticos, medicamentos ou desidratação, sendo potencialmente reversíveis.

Os sintomas do *delirium*, em geral, ocorrem de forma súbita (horas ou dias) e têm como característica importante a flutuação.

O *Manual diagnóstico e estatístico de transtornos mentais*, 5ª edição (DSM-5)[3] define *delirium* com os seguintes critérios:

- Presença de déficit de atenção e alteração da consciência.
- Início recente, com mudança aguda do estado basal e tendência à flutuação dos sintomas ao longo do dia.
- Presença de distúrbio cognitivo adicional (p. ex., déficit de memória, desorientação, linguagem, percepção sensorial).
- O distúrbio não pode ser atribuído à demência preexistente, estabelecida ou em evolução.
- Evidências de que o quadro é consequência direta de uma ou mais causas orgânicas.

A *Classificação internacional de doenças e problemas relacionados à saúde* (CID-10)[4] inclui, além dos critérios recém-citados, perturbações do ciclo sono-vigília e da atividade psicomotora.[5]

Epidemiologia

A prevalência de *delirium* varia de acordo com o local estudado, indo de 10% em pacientes com câncer avançado que procuram o pronto-socorro a 43% dos admitidos em uma enfermaria clínica. Entre pacientes com câncer ou neoplasias hematológicas admitidos em uma enfermaria, 16,5 a 18% apresentaram *delirium* no decorrer da internação, e entre pacientes admitidos em uma unidade aguda de cuidados paliativos, 26 a 47% desenvolveram o quadro após a admissão. Se avaliados pacientes em fase final de vida, a literatura aponta que até 90% deles são diagnosticados com tal condição.[6]

O **Quadro 4.1** descreve a classificação do *delirium*. O subtipo hipoativo é o mais comum em pacientes oncológicos e também o mais subdiagnosticado.[4]

QUADRO 4.1 | Classificação do *delirium*

Tipo	Característica clínica
Delirium hipoativo	Letargia, sonolência e desorientação. Idosos manifestam quadros hipoativos ou mistos. Apresenta pior prognóstico.
Delirium hiperativo	Agitação psicomotora, inquietação, não cooperação e alucinações. Pode colocar em risco a segurança do paciente com extubações acidentais, retirada de cateteres, quedas.
Delirium misto	Alternância entre os quadros de hiper e hipoatividade.

Etiologia

O *delirium*, na sua concepção, tem etiologia multifatorial. Portanto, a avaliação conjunta do psiquiatra com o clínico ou geriatra é fundamental.

O desenvolvimento do *delirium* depende de relações complexas entre fatores predisponentes e exposição a insultos nocivas ou fatores precipitantes (**Fig. 4.1**).

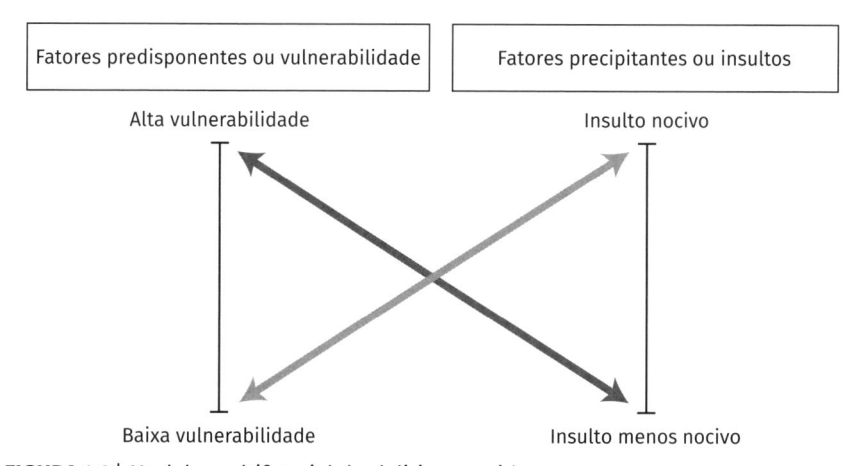

Fatores predisponentes ou vulnerabilidade	Fatores precipitantes ou insultos
Alta vulnerabilidade	Insulto nocivo
Baixa vulnerabilidade	Insulto menos nocivo

FIGURA 4.1 | Modelo multifatorial de *delirium* em idosos.
Fonte: Inouye.[7]

Durante o episódio de *delirium*, diversas alterações de neurotransmissores (principalmente deficiência colinérgica, excesso de dopamina ou ambos) ou no metabolismo dos neurônios podem acontecer e são associadas a uma gama de fatores desencadeantes, incluindo medicamentos e fatores biológicos, como hipercortisolismo, distúrbios eletrolíticos, hipóxia e oxidação deficiente da glicose. Além disso, parece haver papel da neuroinflamação para deflagrar essa condição, sendo que várias citocinas têm sido estudadas.

Alguns fatores predisponentes para *delirium*, relacionados ou não ao tratamento oncológico, estão descritos no **Quadro 4.2**.

QUADRO 4.2 | Fatores predisponentes para *delirium*

Não relacionados ao câncer
- Demência ou alteração cognitiva prévia
- Idade avançada
- Depressão
- Doença cerebrovascular
- *Delirium* prévio

Relacionados ao câncer ou ao seu tratamento
- Doença primária do sistema nervoso central
- Metástases meníngeas ou cerebrais
- Alteração cognitiva pós-quimioterapia* ou radioterapia
- Síndromes paraneoplásicas
- Imunomoduladores: interferon, interleucinas, ciclosporina
- Medicações frequentemente utilizadas em oncologia, como dexametasona

Miscelânea
- Alteração visual
- Alteração auditiva
- Apneia do sono
- Polifarmácia
- Baixo nível educacional ou reserva cognitiva

*Quimioterápicos relacionados ao *delirium*: metotrexato, cisplatina, vincristina, procarbazina, asparaginase, citarabina (citosina arabinosídeo), 5-fluorouracil, ifosfamida, tamoxifeno (raro), etoposídeo (alta dose), compostos de nitrosoureia, agentes alquilantes (alta dose ou via arterial).

Fonte: Adaptado de Lawlor e colaboradores.[2]

Como não há um protocolo específico para investigação etiológica do *delirium* em pacientes oncológicos, as diretrizes gerais são observadas. No entanto, alguns fatores precipitantes são específicos do contexto oncológico:[6]

- **Polifarmácia:** mais frequente em pacientes idosos e frágeis, é comumente subvalorizada. Todas as medicações prescritas devem ser avaliadas, considerando-se a redução ou suspensão, caso sejam desnecessárias ou possam desencadear o *delirium*. Os psicotrópicos podem favorecer sua instalação, mas a retirada abrupta também pode, devido aos sintomas de retirada ou abstinência. Avaliação criteriosa e individualizada deve ser feita, considerando-se os riscos e benefícios da redução, incluindo tempo de uso, dose e efeitos adversos do tratamento. A medicação deve ser suspensa caso tenha sido introduzida recentemente e possa estar relacionada ao desenvolvimento do quadro.
- **Opioides:** deve-se atentar para sinais de intoxicação. A rotação de opioides pode diminuir o acúmulo de metabólitos neuroexcitatórios da primeira medicação ao mesmo tempo em que mantém ou melhora a analgesia. A troca pelo equivalente a 30 a 50% da dose do primeiro opioide é uma estratégia usada clinicamente, ainda que com pouca evidência na literatura.[6,8]
- **Hidratação:** em pacientes com pouca ingesta por via oral, pode ser feita hidratação clinicamente assistida. A literatura ainda não é clara a respeito da sua realização de maneira sistemática, mas é possível que diminua a incidência de *delirium*.
- **Infecções potencialmente reversíveis:** como etiologia frequente de *delirium*, elas podem levar a alterações neurológicas, variando de letargia a coma em 70% dos casos quando há bacteremia e a alterações eletrencefalográficas em mais de 80% dos pacientes. Caso o foco infeccioso não esteja bem estabelecido de início, recomenda-se o uso de antibióticos de largo espectro e, após identificação do agente, sua redução.
- **Hipercalcemia:** deve ser sempre questionada quando o paciente tem um quadro agudo ou subagudo de confusão, astenia ou tontura. A situação é potencialmente reversível, mas ao se aproximar da fase final da vida, o paciente pode se tornar refratário ao tratamento.

- **Síndrome da secreção inapropriada de hormônio antidiurético (SIADH):** está mais associada ao tumor de pequenas células pulmonares, mas também ocorre em outros tipos de câncer. Também pode ser causada por fármacos, incluindo quimioterápicos derivados da vinca e platinas, anticonvulsivantes, antidepressivos, lítio, anti-inflamatórios não esteroides (AINEs) e outros.
- **Hipomagnesemia:** alguns medicamentos utilizados no tratamento do câncer, como cisplatina e cetuximabe, podem causar hipomagnesemia em pacientes com câncer avançado. Os sintomas são confusão, alucinações, irritabilidade, nistagmo, convulsões, contraturas e dor intensa. O quadro pode ser revertido com reposição de magnésio.
- **Tratamentos para o câncer:** mais comum com medicações que cruzam a barreira hematencefálica, como capecitabina, topotecano ou ifosfamida, bem como com imunoterápicos. Os sintomas são confusão associada à encefalopatia e podem ser revertidos após suspensão do tratamento.

Os estudos mostram que apenas 30 a 50% dos pacientes com doença oncológica avançada têm reversão do *delirium*,[6] tornando a detecção precoce e o tratamento dos fatores precipitantes, bem como o manejo dos fatores predisponentes, fundamentais para melhorar as chances de recuperação.

Abordagem
Prevenção

O *delirium* é passível de prevenção em cerca de 30 a 40% dos casos. Em função disso, tais medidas são essenciais no cuidado. O passo inicial na prevenção é a manutenção de vigilância ativa em pacientes de risco para o desenvolvimento de *delirium* por meio de instrumentos de rastreamento rápido, além de observação do paciente em vários momentos do dia pela equipe multidisciplinar.

A primeira ação a ser realizada em um paciente agudamente confuso é identificar as causas reversíveis de *delirium*. Algumas estratégias terapêuticas têm-se mostrado efetivas, como redução ou retirada de medicações psicoativas, rotação de opioides e hidratação do paciente.

Abordagem diagnóstica e diagnóstico diferencial

O *delirium* pode ser confundido com depressão ou demência, que, apesar de possuírem, por vezes, características fenotípicas semelhantes, têm etiologias e tratamentos bastante diferentes. O paciente em *delirium* hipoativo pode ser identificado erroneamente como tendo depressão, sendo o diagnóstico diferencial particularmente difícil em idosos, que costumam apresentar quadros depressivos com manifestações atípicas. As demências também podem cursar com alterações do comportamento, agitação, alucinações e outros sintomas muitas vezes vistos em pacientes em *delirium*.

Para auxiliar no diagnóstico diferencial, é essencial uma anamnese detalhada com os familiares, que tendem a detectar as alterações mais precocemente do que os profissionais da saúde. Enfoque especial deve ser dado à velocidade de instalação do quadro (agudo no *delirium* e insidioso nos outros quadros) e flutuação da atenção e do nível de consciência.

No Instituto do Câncer do Estado de São Paulo (Icesp), o fluxograma da **Figura 4.2** é adotado para diagnóstico e manejo de *delirium*.

Para avaliação quanto à presença de *delirium* e sedação/agitação, no Icesp, as escalas utilizadas são o Confusion Assessment Method (CAM) (**Quadro 4.3**) e a Richmond Agitation Sedation Scale (RASS) (**Quadro 4.4**), de fácil aplicação para a equipe multidisciplinar. Como medida preventiva, devem ser aplicadas diariamente no paciente internado para fins de identificação precoce da condição e tomada de medidas com brevidade.

As hipóteses diagnósticas mais prováveis devem ser feitas com base na anamnese. Exames desnecessários devem ser evitados, uma vez que podem causar estresse ao paciente sem benefício evidente. Inicialmente, são feitos avaliação clínica e exames de menor complexidade. Caso não se encontre a causa e a condição persista ou piore, são feitos exames complementares, de acordo com o **Quadro 4.5** e o **Quadro 4.6**.

UTI/unidade de internação/PS (Início de avaliação em pacientes com mais de 24 horas)

1. Monitorar função cognitiva do paciente: Escala de Coma de Glasgow
2. Estabelecer função cognitiva básica e alterações recentes no estado mental: entrevista com paciente e/ou familiar

Atuação na prevenção de delirium
1. Abordar os fatores de risco/realizar orientações necessárias
2. Incentivar mobilização precoce
3. Manter uso de aparelhos visuais e auditivos
4. Prevenir desidratação/hiper-hidratação
5. Prevenir interrupção do sono
6. Evitar medicamentos psicoativos

Alteração do estado mental? — Não

Sim ↓

Alteração aguda nos últimos 15 dias?

Aplicar, registrar escala CAM, aplicar o RASS e comunicar ao médico se CAM positivo + RASS

Alteração crônica?
- Sim → Comunicar ao médico e registrar histórico de alteração mental crônica
- Não ↓

Identificação dos fatores predisponentes e precipitantes

- Obter histórico e incluir uso de álcool, outras drogas e benzodiazepínicos (solicitar interconsulta com psiquiatria)
- Mensurar sinais vitais
- Avaliar estado físico e neurológico

Realizar revisão medicamentosa: revisão da prescrição/automedicação/uso de fitoterápicos/uso habitual de medicações/checagem dos efeitos psicoativos e interações medicamentosas

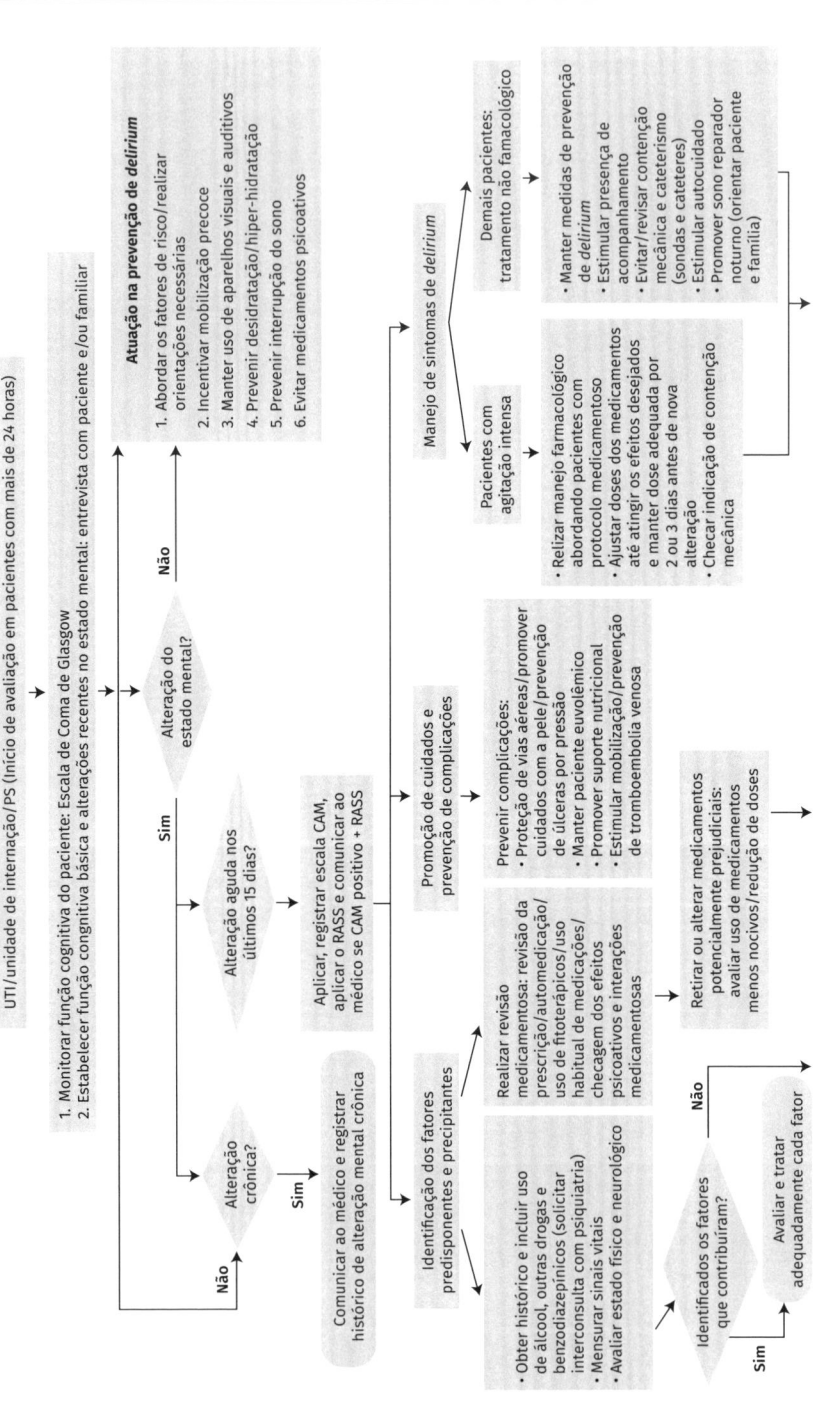

Promoção de cuidados e prevenção de complicações

Prevenir complicações:
- Proteção de vias aéreas/promover cuidados com a pele/prevenção de úlceras por pressão
- Manter paciente euvolêmico
- Promover suporte nutricional
- Estimular mobilização/prevenção de tromboembolia venosa

Retirar ou alterar medicamentos potencialmente prejudiciais: avaliar uso de medicamentos menos nocivos/redução de doses

Identificados os fatores que contribuíram?
- Sim → Avaliar e tratar adequadamente cada fator
- Não ↓

Manejo de sintomas de delirium

Pacientes com agitação intensa:
- Realizar manejo farmacológico abordando pacientes com protocolo medicamentoso
- Ajustar doses dos medicamentos até atingir os efeitos desejados e manter dose adequada por 2 ou 3 dias antes de nova alteração
- Checar indicação de contenção mecânica

Demais pacientes: tratamento não famacológico
- Manter medidas de prevenção de delirium
- Estimular presença de acompanhamento
- Evitar/revisar contenção mecânica e cateterismo (sondas e cateteres)
- Estimular autocuidado
- Promover sono reparador noturno (orientar paciente e família)

FIGURA 4.2 | Fluxograma para diagnóstico e manejo de delirium. (Continua)

FIGURA 4.2 | (*Continuação*) Fluxograma para diagnóstico e manejo de *delirium*.
PS, pronto-socorro; CAM, Confusion Assessment Method; RASS, Richmond Agitation Sedation Scale; UTI, Unidade de Terapia Intensiva.
Fonte: Icesp.

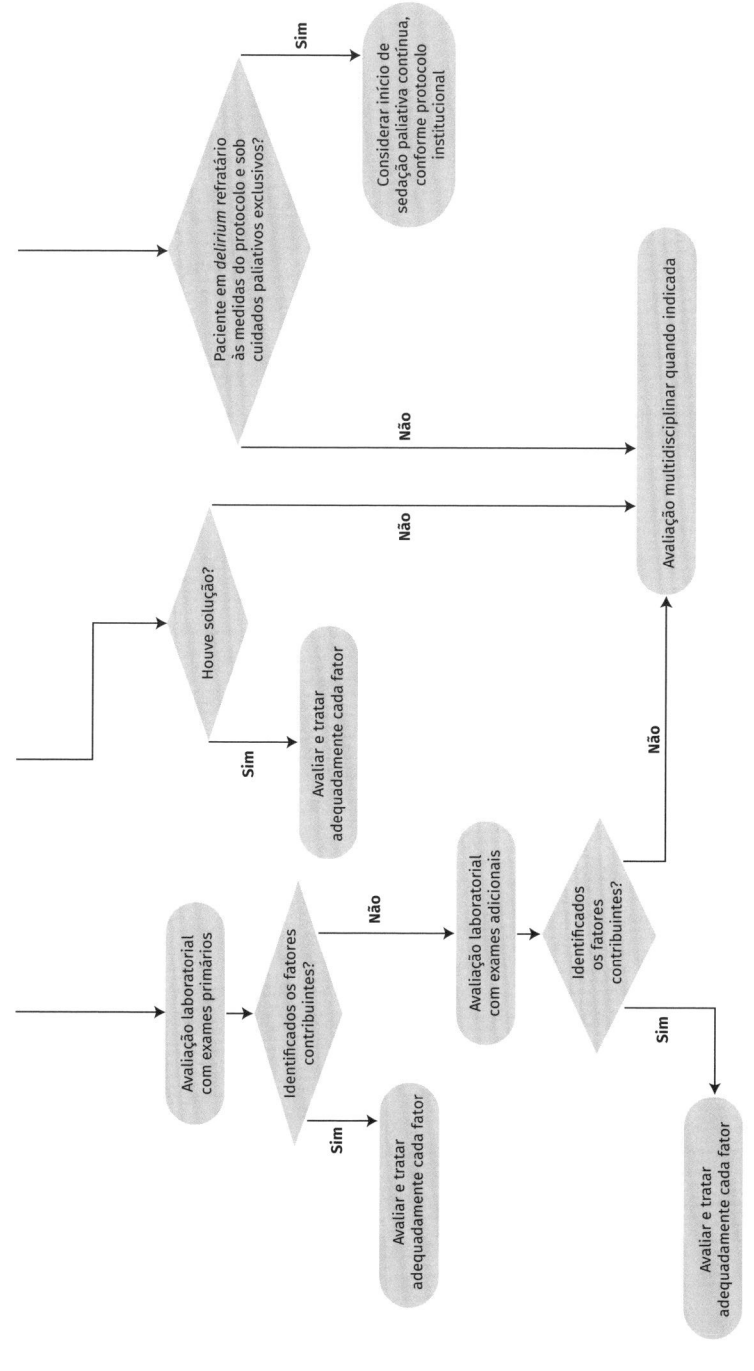

QUADRO 4.3 | Confusion Assessment Method (CAM)

1. Início agudo	Há evidência de mudança aguda do estado mental de base do paciente?
2. Distúrbio de atenção	O paciente teve dificuldade para focalizar sua atenção (p. ex., distraiu-se facilmente ou teve dificuldade em acompanhar o que estava sendo dito)? Se presente ou anormal, este comportamento variou durante a entrevista, isto é, tendeu a surgir e desaparecer ou aumentar e diminuir de gravidade?
3. Pensamento desorganizado	O pensamento do paciente era desorganizado ou incoerente, com conversação dispersiva ou irrelevante, fluxo de ideias pouco claro ou ilógico, ou mudança imprevisível de assunto?
4. Alteração do nível de consciência	Em geral, como você classificaria o nível de consciência do paciente (alerta/hipervigilante/letárgico/estupor/coma)? – positivo para qualquer resposta a não ser alerta.

Fonte: Pessoa e Nácul.[9]

QUADRO 4.4 | Richmond Agitation Sedation Scale (RASS)

Pontos	Classificação	Descrição
4	Combativo	Mostra-se combativo, violento, representando risco para a equipe.
3	Muito agitado	Puxa ou remove tubos ou cateteres, agressivo verbalmente.
2	Agitado	Faz movimentos despropositados frequentes, briga com o ventilador.
1	Inquieto	Apresenta movimentos, mas que não são agressivos ou vigorosos.
0	Alerta e calmo	—
−1	Sonolento	Adormecido, mas acorda ao ser chamado (estímulo verbal) e mantém os olhos abertos por mais de 10 segundos.
−2	Sedação leve	Tem despertar precoce ao estímulo verbal, mantém contato visual por menos de 10 segundos.
−3	Sedação moderada	Movimenta ou abre os olhos ao estímulo verbal, mas não faz contato visual.
−4	Sedação intensa	Não responde ao ser chamado pelo nome, mas apresenta movimentação ou abertura ocular ao toque (estímulo físico).
−5	Não desperta	Não responde a estímulo verbal ou físico.

Fonte: Pessoa e Nácul.[9]

QUADRO 4.5 | Exames que podem ser solicitados para investigação primária de outras causas de *delirium*

- Avaliação da função renal: ureia e creatinina
- Eletrólitos: sódio, potássio, cálcio ionizado
- Hemograma
- Gasometria venosa e proteína C-reativa
- Urina I e urocultura
- Avaliação da função hepática
- Avaliação de isquemia miocárdica: eletrocardiograma e enzimas cardíacas (troponina)
- Radiografia de tórax
- Tomografia de crânio, se histórico de trauma

QUADRO 4.6 | Exames para investigação secundária de causas de *delirium*

- Função da tireoide: hormônio tireoestimulante (TSH), T_4 livre
- Nível sérico de medicamentos
- Toxicologia
- Amônia
- Cortisol
- Deficiência de vitamina B
- Gasometria arterial
- Ressonância magnética de sistema nervoso central
- Eletroencefalograma
- Líquido cerebrospinal

Medidas não farmacológicas para prevenção e tratamento

Há medidas de fácil instituição com importante valor preventivo e que auxiliam na resolução do quadro, uma vez instalado:

- Manter o paciente orientado: relógios e calendários devem ser mantidos ao alcance da visão do paciente.[10-12]
- Efetuar mobilização precoce, sempre que possível.[11,12]
- Promover uso de óculos e aparelhos auditivos, além de reduzir ruídos desnecessários.[10-12]
- Prover um ambiente tranquilo e permitir que o paciente possa trazer seus pertences pessoais.

- Manter uma adequada higiene do sono.
- Estimular uma adequada iluminação durante o dia, reduzindo-a à noite.
- Evitar contenção mecânica sempre que possível, pois esta, além de poder desencadear o *delirium*, é capaz de piorá-lo.[11]
- Descontinuar medicações desnecessárias e corrigir doses atentando-se à função renal e hepática.[11,12]
- Atentar a medicações (p. ex., corticosteroides) e drogas (álcool, nicotina, benzodiazepínicos, opioides) que tenham sido descontinuadas recentemente e de forma abrupta. A síndrome de abstinência é uma causa de *delirium* muitas vezes não reconhecida.

É importante envolver os membros da família no cuidado, sobretudo para orientação e prevenção de lesões. A abordagem multidisciplinar é fundamental nesse processo, sendo essencial que todos estejam cientes da condição apresentada pelo paciente e que seja feita uma orientação sobre características e manejo para os profissionais que lidam diretamente com o paciente.

Abordagem farmacológica do delirium

A medida mais importante é o tratamento da causa de base, pois só assim é possível a reversão do quadro. No entanto, os sintomas de *delirium* podem ser manejados farmacologicamente.

De acordo com a diretriz da European Society for Medical Oncology (ESMO),[6] de 2018, as seguintes recomendações são feitas:

- Em quadros de *delirium* leve a moderado, **haloperidol e risperidona não são recomendados**, devido ao maior risco de efeitos colaterais extrapiramidais e à pouca evidência de efetividade, além de eventual risco de piora.[13]
- **Olanzapina e quetiapina** podem trazer algum benefício para o manejo do *delirium*, em especial o subtipo hiperativo, quando sedação pode ser desejada.
- O **aripiprazol** também é recomendado, mas com menor potencial sedativo do que os demais antipsicóticos de segunda geração.
- **Benzodiazepínicos** promovem sedação e melhora da ansiedade e podem auxiliar no manejo agudo de pacientes com quadro muito sintomático, não tratável com outras opções. Ainda assim, não são recomendados

como primeira escolha, porque podem ser causadores de *delirium* e aumentam o risco de quedas. Eles são considerados primeira escolha em casos de abstinência alcoólica ou de benzodiazepínicos. O lorazepam é habitualmente o mais usado em idosos, por ter meia-vida mais curta, o que é favorável devido ao metabolismo mais lento.

Essa diretriz ainda menciona que o metilfenidato pode ser útil para melhorar a cognição em pacientes com *delirium* hipoativo sem alterações da sensopercepção e sem causa identificável, porém as evidências são limitadas até o momento.

A administração das medicações deve ser suspensa quando o paciente estiver tranquilo. No Icesp, utiliza-se a escala RASS para avaliação (ver **Quadro 4.6**), tendo como referência o valor igual ou menor a zero. A reavaliação da necessidade de medicação e do nível de alerta do paciente deve ser diária.

Após o controle da agitação, as medicações devem ser mantidas em doses de manutenção. Para isso, devem ser levadas em consideração a idade do paciente e a quantidade de medicação usada nos dias anteriores. O protocolo seguido no serviço traz a seguinte recomendação:

- **Pacientes com menos de 80 anos:** manter por dois dias a dose necessária do antipsicótico para controle do quadro, dividida em duas ou três tomadas, por via oral ou intravenosa.
- **Pacientes com mais de 80 anos:** 50% da dose de antipsicótico necessária no dia anterior, dividida em duas ou três tomadas, além de resgates conforme a necessidade.

Durante todo o manejo do *delirium*, é essencial evitar iatrogenias que provocam piora na evolução, como quedas, úlcera por pressão, constipação intestinal, perda do controle urinário, colocação desnecessária de cateteres, desidratação, desnutrição e broncoaspiração.

Situações especiais

Há relatos de elevado índice de estresse nos cuidadores de indivíduos em *delirium*, até mesmo maior do que o do próprio paciente. Deve ser dada informação sobre a condição aos cuidadores, e os sintomas de alteração da sensopercepção e agitação devem ser controlados o mais rapidamente possível.

O *delirium* na fase final de vida, também conhecido como inquietação terminal, como já citado, é uma condição muito frequente em pacientes com neoplasia avançada. A estratégia habitual de manejo deve ser seguida, mas, em alguns casos, o uso de clorpromazina intravenosa em baixas doses pode ser uma estratégia para atingir melhor controle sintomático para tais pacientes.[14] Ainda assim, esse quadro pode ser de difícil controle ou irreversível, podendo ser considerada a sedação paliativa.

Referências

1. Wacker P, Nunes PV, Forlenza OV. Delirium: uma perspectiva histórica. Rev Psiq Clin. 2005;32 (3):97-103.

2. Lawlor PG, Bush SH. Delirium in patients with cancer: assessment, impact, mechanisms and management. Nat Rev Clin Oncol. 2015;12(2):77-92.

3. American Psychiatric Association. Manual diagnóstico e estatístico de transtornos mentais: DSM-5. 5. ed. Porto Alegre: Artmed; 2014.

4. Organização Mundial da Saúde. Classificação estatística internacional de doenças e problemas relacionados à saúde: CID-10. 10. ed. rev. São Paulo: USP; 1997.

5. Edelstein A, Alici Y. Diagnosing and managing delirium in cancer patients. Oncology (Williston Park). 2017;31(9):686-92.

6. Bush SH, Lawlor PG, Ryan K, Centeno C, Lucchesi M, Kanji S, et al. Delirium in adult cancer patients: ESMO Clinical Practice Guidelines. Ann Oncol. 2018;29(Supplement_4): iv143-iv165.

7. Inouye SK. Predisposing and precipitating factors for delirium in hospitalized older patients. Dement Geriatr Cogn Disord. 1999;10(5):393-400.

8. Keeley PW. Delirium at the end of life. BMJ Clin Evid. 2009;2009. pii: 2405.

9. Pessoa RF, Nácul FE. Delirium em Pacientes Críticos. Revista Brasileira de Terapia Intensiva. 2006; 18 (2):190-195.

10. Inouye SK, Westendorp RG, Saczynski JS. Delirium in elderly people. Lancet. 2014; 383(9920):911-22.

11. Lawlor PG, Gagnon B, Mancini IL, Pereira JL, Hanson J, Suarez-Almazor ME, et al. Occurrence, causes, and outcome of delirium in patients with advanced cancer. Arch Intern Med. 2000;160(6):786-94.

12. Casarett DJ, Inouye SK. Diagnosis and management of delirium near the end of life. Ann Intern Med. 2001;135(1):32-40.

13. Agar MR, Lawlor PG, Quinn S, Draper B, Caplan GA, Rowett D, et al. Efficacy of oral risperidone, haloperidol, or placebo for symptoms of delirium among patients in palliative care a randomized clinical trial. JAMA Intern Med. 2017;177(1):34-42.

14. Hasuo H, Kanbara K, Fujii R, Uchitani K, Sakuma H, Fukunaga M. Factors associated with the effectiveness of intravenous administration of chlorpromazine for delirium in patients with terminal cancer. J Palliat Med. 2018;21(9):1257-64.

Leituras recomendadas

Bush SH, Bruera E. The assessment and management of delirium in cancer patients. Oncologist. 2009;14(10):1039-49.

Centeno C, Sanz A, Bruera E. Delirium in advanced cancer patients. Palliat Med. 2004; 18(3):184-94.

Fabbri RM, Moreira MA, Garrido R, Almeida OP. Validity and reliability of the Portuguese version of the Confusion Assessment Method (CAM) for the detection of delirium in the elderly. Arq Neuropsiquiatr. 2001;59(2-A):175-9.

Inouye SK, Bogardus ST Jr, Charpentier PA, Leo-Summers L, Acampora D, Holford TR, et al. A multicomponent intervention to prevent delirium in hospitalized older patients. N Engl J Med. 1999;340(9):669-76.

Inouye SK, van Dyck CH, Alessi CA, Balkin S, Siegal AP, Horwitz RI. Clarifying confusion: the confusional assessment method: a new method for detection of delirium. Ann Intern Med. 1990;113(12):941-8.

Wilber SR, Ondrejka JE. Altered mental status and delirium. Emerg Med Clin North Am. 2016;34(3):649-65.

DISFUNÇÃO COGNITIVA RELACIONADA AO CÂNCER 5

Simone M. de Santa Rita Soares

A disfunção cognitiva relacionada ao câncer (DCRC) é um conjunto de alterações em diversas esferas da cognição que acontecem em decorrência do câncer e seu tratamento. Esse quadro costumava ser chamado de *chemobrain* ou *chemofog*, pois era atribuído aos efeitos deletérios da quimioterapia. No entanto, descobriu-se que esse quadro pode ser secundário também à radioterapia, à terapia hormonal ou até mesmo ao câncer, o que levou à sua alteração para um termo mais abrangente.[1]

Acreditava-se que os cânceres que não fossem do sistema nervoso central (SNC) não causassem impactos cognitivos significativos, uma vez que os quimioterápicos supostamente não cruzavam a barreira hematencefálica, e os sintomas eram atribuídos a outros quadros, como ansiedade e depressão. Com o aumento da sobrevida dos pacientes oncológicos nas últimas décadas, foi observado um crescimento exponencial do número de casos de DCRC e concluiu-se que não estavam sempre ligados a distúrbios emocionais, ficando evidente que outros mecanismos poderiam desencadear o quadro.[2]

Para as pessoas que convivem com o paciente, os prejuízos cognitivos não são tão evidentes quanto os físicos, podendo haver prejuízo profissional e nas relações interpessoais, levando ao isolamento social. A DCRC é citada como uma das razões pelas quais 13% dos sobreviventes de câncer param de trabalhar em até quatro anos após o diagnóstico.[3]

As alterações tendem a ocorrer de maneira súbita, sendo notadas durante ou logo após a quimioterapia, e costumam melhorar logo depois do fim do tratamento. Todavia, há casos em que o prejuízo permanece por muitos anos.

Embora os déficits sejam relatados na literatura como leves ou moderados, podem ocorrer prejuízos significativos, impactando na qualidade de vida e na funcionalidade desses pacientes. Isso é particularmente perceptível em indivíduos de alto funcionamento cognitivo, que têm uma elevada proficiência para o trabalho, ou, no extremo oposto do espectro de capacidades cognitivas, pessoas com menor habilidade, que têm prejuízo mesmo com perdas menores.[2]

As áreas mais afetadas são atenção e concentração, memória visual e verbal e velocidade de processamento de informação. A disfunção parece ser mais compatível com problemas na região subcortical.[4]

Os indivíduos afetados podem se queixar de dificuldade para aprender e reter novas informações em relação ao seu funcionamento prévio ao tratamento, secundária a uma diminuição da velocidade de pensamento e prejuízo da atenção e da concentração. Esquecimentos frequentes de nomes, palavras, compromissos assumidos e locais onde colocam objetos são exemplos de prejuízos enfrentados pelos pacientes. São muito comuns também queixas de dificuldade em realizar mais de uma tarefa por vez (multitarefa) e em alternar o foco da atenção de uma atividade para outra.[2]

O **Quadro 5.1** correlaciona os domínios cognitivos mais afetados e mostra como isso se traduz no cotidiano dos pacientes.

Epidemiologia

A maior parte dos estudos sobre DCRC concentra-se em pacientes com câncer de mama, pela sua alta prevalência, maior sobrevida e elevada incidência relacionada aos quimioterápicos utilizados para seu tratamento.

A prevalência de DCRC varia de 17 a 75% na literatura, sendo que a maior parte dos estudos indica valores entre 15 e 25%. Entretanto, esses dados devem ser analisados com cuidado, pois como a maioria dos estudos carece de avaliação neuropsicológica prévia ao tratamento, não se sabe qual era o desempenho cognitivo basal dos pacientes incluídos. Outro fator é a dificuldade em atribuir o declínio ao câncer e seu tratamento, já que outros elementos comumente estão presentes e podem levar às mesmas alterações, como depressão, ansiedade, fadiga e interferência de doenças crônicas.[5] A discrepância entre

QUADRO 5.1 | Definições dos domínios cognitivos e alterações vistas na disfunção cognitiva relacionada ao câncer (DCRC)

Domínio cognitivo	Definição	Apresentação na DCRC
Atenção e memória de trabalho	Percepção focada em um objeto específico; memória imediata utilizada para manipular informações necessárias para tarefas cognitivas complexas.	Descrição de estar "fora do ar", dificuldade de concentração, dificuldade para executar mais de uma tarefa por vez (multitarefa), lembrar nomes, números de telefone, etc.
Velocidade de processamento	Capacidade de realizar automática e fluentemente atividades motoras e cognitivas simples; medida de eficiência cognitiva.	Necessidade de mais tempo para realizar atividades simples e processar informações novas.
Funcionamento executivo	Comando de todas as habilidades cognitivas.	Dificuldade para multitarefas, planejamento e organização.
Aprendizado e memória	Capacidade de adquirir, reter e recuperar novas informações de maneira eficaz.	Dificuldade para aprender coisas novas, esquecimento de nomes, eventos ou palavras.

Fonte: Adaptado de Vannorsdall.[2]

medidas objetivas e subjetivas da disfunção cognitiva, bem como a avaliação dicotômica entre pacientes afetados ou não, definição esta que é vaga, também contribuem para que os dados em relação à sua prevalência sejam tão díspares.[6]

Em relação ao momento do tratamento, 65 a 75% dos pacientes desenvolvem a DCRC durante ou imediatamente após o tratamento ativo, estabilizando nos primeiros seis meses depois do tratamento e passando por um período de recuperação que varia entre 1 e 2 anos.[7,8] Entretanto, até um terço dos pacientes persiste com os déficits em longo prazo, havendo relatos de casos na literatura com mais de 20 anos.[9]

Diversos estudos mostram que o desempenho cognitivo prévio ao tratamento em pacientes com câncer pode estar prejudicado. Quando comparados a um grupo-controle sem câncer, entre 20 e 40% dos pacientes apresentam déficits já no momento do diagnóstico, antes do início do tratamento.[10,11] Uma hipótese para esse achado seria o impacto do aspecto emocional relacionado ao diagnóstico recente de um câncer. Contudo, mesmo controlando para fatores emocionais e comorbidades, os prejuízos se mantêm. Estudos de neuroimagem têm demonstrado diferenças estruturais e funcionais entre os cérebros de pessoas acometidas por câncer antes do tratamento e controles saudáveis, com alterações frontais relacionadas à atenção, ao funcionamento executivo e ao aprendizado.[12]

Etiologia

Vários mecanismos vêm sendo propostos para explicar a DCRC, mas ainda não há clareza sobre a etiologia. No entanto, acredita-se que seja multifatorial, sendo estas as principais hipóteses:[4,13]

- Efeito neurotóxico direto dos quimioterápicos que cruzam a barreira hematoencefálica.
- Desregulação das citocinas, como consequência do tratamento, ou que podem ser liberadas pelo próprio tumor.
- Aumento do estresse oxidativo e dano do DNA.
- Envelhecimento precoce do DNA, com encurtamento dos telômeros, que está associado a apoptose neuronal.

Fatores genéticos, como ser portador do alelo E4 da apolipoproteína E, ser homozigoto para o alelo da valina no gene da catecol-O-metiltransferase (COMT), possuir níveis mais elevados de homocisteína, sexo feminino, idade maior do que 65 anos, maior dose e duração da quimioterapia parecem estar relacionados com maior incidência de DCRC.[2,6] Há poucos estudos sobre a toxicidade dos quimioterápicos, mas existem evidências de que os quimioterápicos que cruzam a barreira hematoencefálica têm maior neurotoxicidade, como o metotrexato, o 5-fluorouracil e a ciclofosfamida.[14]

Terapias hormonais também parecem estar relacionadas, sendo que os moduladores seletivos de receptores de estrogênio, como o tamoxifeno, têm evidência de maior toxicidade do que os inibidores da aromatase.[2,6]

Pacientes com elevados níveis de depressão, ansiedade e fadiga têm pior desempenho em testes cognitivos.[15] Ao contrário de outros fatores de risco, esses são potencialmente modificáveis, sendo importantes alvos para intervenção.

A implicação da radioterapia na cognição é objeto de discussão na literatura. Após irradiação craniana, a consequência mais comum é prejuízo na memória de curto prazo, mas outros déficits podem ser observados até meses ou anos após o tratamento, como redução da atenção e alteração do processamento visual motor e relações espaciais. A disfunção hipocampal predomina nos achados neuropsicológicos, e a gravidade do acometimento está relacionada à dose de radiação no lobo temporal medial. Em casos mais graves, leucoencefalopatia ou necrose secundária à radiação podem ser encontrados, mas casos leves e moderados podem não ter correlato de imagem.[16]

Diagnóstico

Ainda não há consenso sobre métodos diagnósticos definitivos para a DCRC. A testagem neuropsicológica pode ser utilizada com vistas ao diagnóstico, mas não existe uma bateria de testes que detecte as alterações de maneira inequívoca. Isso leva a um estresse adicional para os pacientes, uma vez que, com frequência, há a percepção de prejuízo funcional que não é confirmado por nenhuma outra avaliação objetiva, interferindo em questões relacionadas à capacidade de retorno ao trabalho. Essa dificuldade de detecção pode ter relação com o fato de a testagem ser feita em um ambiente controlado, sem distrações, o que difere das condições da vida cotidiana.[14,17]

Os testes existentes, específicos para outras condições como doença de Alzheimer, podem não ser sensíveis o suficiente para avaliar as mudanças súbitas vistas na DCRC. Também é possível que os pacientes consigam compensar parte dos prejuízos mediante modificação da atividade neural, em especial indivíduos com maior reserva cognitiva, mas ainda assim com maior dificuldade em relação ao funcionamento prévio ao tratamento.[5]

Escalas de autoavaliação apresentam maior correlação com as queixas subjetivas dos pacientes, porém elas são consideradas um método menos confiável. Sendo assim, a testagem neuropsicológica continua sendo o padrão-ouro nesses casos.

Exames de imagem mostram redução da densidade da substância cinzenta nas regiões frontal, parietal e temporal, da integridade da substância branca no fascículo longitudinal superior, corpo caloso, fórceps maior e coroa radiada, além de alteração da conectividade em toda a rede neuronal cerebral. Parece haver correlação moderada a forte entre piora cognitiva e alteração morfológica nas regiões cerebrais frontais.[14]

Durante realização de tarefa que utiliza memória de trabalho, foram observados aumento da ativação na área cingulada em ressonância magnética e no giro frontal inferior do córtex pré-frontal e no cerebelo posterior em tomografia computadorizada por emissão de pósitrons, além de redução do metabolismo na área parietal e no córtex visual contralateral primário, quando comparados a controles sem disfunção cognitiva. O eletrencefalograma pode mostrar lentificação e alteração da amplitude em relação aos controles.[4] No entanto, como não há alterações laboratoriais ou de imagem específicas de DCRC, o diagnóstico é essencialmente clínico.

Diagnóstico diferencial

Entre os diagnósticos diferenciais de DCRC, estão quadros psiquiátricos como ansiedade e depressão, transtorno de adaptação, efeitos colaterais de tratamentos (como hormonioterapia ou radioterapia), metástases cerebrais, deficiências nutricionais, efeitos diretos de medicamentos, como opioides ou corticosteroides, anormalidades metabólicas, hematológicas ou hormonais, disfunções cognitivas relacionadas ao envelhecer e distúrbios do sono.

Comportamento de doença (livre tradução do inglês *sickness behaviour*) é outro diagnóstico diferencial e refere-se a um estado de economia de energia cujos sintomas são hipersonia, febre, fraqueza, incapacidade de concentração, anedonia e interesse reduzido pelo ambiente e pelas interações sociais. Ocorre como uma resposta à doença e seu tratamento e está relacionado à liberação de citocinas pró-inflamatórias.[18]

Abordagem

Abordagem não farmacológica

O tratamento medicamentoso tem eficácia limitada, ao passo que a reabilitação cognitiva é considerada a estratégia de tratamento mais eficaz. As áreas preservadas e prejudicadas devem ser identificadas, o que permite o desenvolvimento de estratégias compensatórias.

Algumas orientações podem ser dadas a todos os pacientes com queixas cognitivas, conforme mostra o **Quadro 5.2**.

QUADRO 5.2 | Estratégias de manejo para pacientes com déficits cognitivos decorrentes de tratamento quimioterápico

- **Ter um lugar para tudo e manter tudo no lugar**
    - Colocar objetos de uso frequente no mesmo lugar, como, por exemplo, as chaves do carro e da casa.
    - Se precisar levar alguma coisa quando sair de casa, deixar perto da porta.
- **Organizar-se**
    - Preparar listas de coisas a fazer.
    - Escrever o que deve ser feito em um calendário ou uma agenda.
    - Usar lembretes.
    - Escrever notas detalhadas.
- **Fazer um diário**
    - Observar em que situações os déficits são mais evidentes.
    - Monitorar a frequência e as características dos sintomas e informar o médico.
- **Pedir ajuda para colegas de trabalho, amigos e familiares**
    - Identificar em que situações a ajuda pode ser necessária.
    - Dividir responsabilidades, em casa e no trabalho.
    - Solicitar aos demais que o lembrem de atividades planejadas em conjunto.
    - Dizer às outras pessoas o que está acontecendo e como se sente.
- **Exercitar a mente**
    - Fazer palavras cruzadas e *sudoku* pode auxiliar a concentração e a nomeação de objetos.
    - Fazer cálculos sem auxílio, como o troco a ser recebido.
- **Exercitar o corpo**
    - Exercícios melhoram a fadiga, que tem sido associada ao prejuízo cognitivo.
    - A atividade física pode auxiliar no sono, necessário para melhorar o desempenho cognitivo.
- **Melhorar os cuidados pessoais**
    - Usar uma caixa de medicamentos para organizar as medicações.
    - Gravar ou anotar dados da consulta com o médico, de maneira a não esquecer algo importante.
- **Prestar atenção a causas subjacentes**
- **Relatar sintomas de depressão, ansiedade, fadiga ou alterações do sono ao médico**
- **Manter-se relaxado**
    - Se ocorrer alguma situação em que fique evidente o prejuízo cognitivo, em vez de ficar ansioso ou chateado, tentar acalmar-se. A ansiedade piora ainda mais o déficit.
    - Procurar atividades que ajudem a relaxar, como exercício, leitura, meditação ou ioga.

Fonte: Adaptado de Mulrooney.[19]

A reabilitação cognitiva é, em geral, realizada em nível ambulatorial, individualmente ou em grupo, coordenada por um profissional treinado. Tem por objetivo melhorar os aspectos cognitivos prejudicados e auxiliar com estratégias para lidar com as dificuldades do dia a dia. Os resultados são favoráveis, tanto objetiva quanto subjetivamente.[2]

Também é possível realizar o treinamento cerebral usando programas computadorizados, com jogos ou exercícios. Essa é uma estratégia eficaz, acessível e de relativo baixo custo, mas não há muita evidência de que isso se traduza em melhora do funcionamento nas tarefas diárias.

A atividade física pode melhorar a cognição, em especial a função executiva. Qualquer modalidade parece ser benéfica, desde exercícios aeróbicos até ioga e *tai chi*. A duração também não precisa ser longa. A melhora se dá tanto em aspectos objetivos e subjetivos da cognição quanto na qualidade de vida. Relaxamento e meditação podem ter alguma eficácia, mas ainda não foi comprovado que o benefício se mantenha em longo prazo.[20]

Abordagem farmacológica

Algumas medicações foram testadas visando a prevenção ou o tratamento, mas nenhuma demonstrou eficácia significativa. A modafinila, psicoestimulante usado para tratar narcolepsia, foi o fármaco que mostrou resultados mais favoráveis, porém restritos a ganhos em atenção e memória em pacientes durante quimioterapia.[4] Metilfenidato, *ginkgo biloba* e donepezila, entre outros, foram testados, mas sem resposta relevante.[21]

Uma vez que a expectativa de resposta é limitada e que a prescrição de uma medicação pode levar à acomodação do paciente quanto ao empenho nas estratégias não farmacológicas, convém reservar o uso de medicações apenas em casos mais graves, com prejuízo significativo da funcionalidade.

O tratamento de condições psiquiátricas comórbidas, como depressão e ansiedade, pode contribuir indiretamente para a melhora cognitiva.

Situações especiais

- **Crianças:** quando submetidas a tratamento oncológico têm maior risco de prejuízo cognitivo em longo prazo. A radioterapia craniana afeta negativamente o quociente de inteligência e pode interagir com os quimioterápicos, prejudicando outros aspectos da cognição. Grandes coortes demonstraram que cerca de metade dos sobreviventes apresenta dificuldades cognitivas objetivas na vida adulta.[22,23] Fatores de risco para DCRC em sobreviventes de câncer infantil são sexo feminino, tratamento realizado antes dos 6 anos de idade, irradiação craniana e deficiência auditiva. Adolescentes e adultos jovens também têm risco aumentado para disfunção cognitiva, em especial por apresentarem taxas elevadas de depressão e ansiedade.

- **Idosos:** aqueles com declínio cognitivo leve quando do diagnóstico do câncer têm até seis vezes mais risco de morrer em dois anos após o tratamento. Isso coloca o prejuízo cognitivo como um preditor de mortalidade maior que fadiga ou perda da autonomia.[24]
- **Doença de Alzheimer:** ao contrário do que seria de se esperar, estudos amplos mostram que sobreviventes de câncer têm um risco até 35% menor de desenvolver doença de Alzheimer. Isso parece ser válido apenas para Alzheimer, mas não para demência vascular ou outras demências degenerativas.[25,26]

Referências

1. Hurria A, Somlo G, Ahles T. Renaming "chemobrain". Cancer Invest. 2007;25(6):373-7.
2. Vannorsdall TD. Cognitive changes related to cancer therapy. Med Clin North Am. 2017; 101(6):1115-34.
3. Short PF, Vasey JJ, Tunceli K. Employment pathways in a large cohort of adult cancer survivors. Cancer. 2005;103(6):1292-301.
4. Vardy J, Tannock I. Cognitive function after chemotherapy in adults with solid tumours. Crit Rev Oncol Hematol. 2007;63(3):183-202.
5. Moore HC. An overview of chemotherapy-related cognitive dysfunction, or chemobrain'. Oncology (Williston Park). 2014;28 (9):797-804.
6. Horowitz TS, Suls J, Treviño M. A call for a neuroscience approach to cancer-related cognitive impairment. Trends Neurosci. 2018;41(8):493-6.
7. Ahles TA, Saykin AJ, McDonald BC, Li Y, Furstenberg CT, Hanscom BS, et al. Longitudinal assessment of cognitive changes associated with adjuvant treatment for breast cancer: impact of age and cognitive reserve. J Clin Oncol 2010;28(29):4434-40.
8. Schagen SB, Muller MJ, Boogerd W, Rosenbrand RM, van Rhijn D, Rodenhuis S, et al. Late effects of adjuvant chemotherapy on cognitive function: a follow-up study in breast cancer patients. Ann Oncol. 2002;13(9):1387-97.

9. Koppelmans V, de Groot M, de Ruiter MB, Boogerd W, Seynaeve C, Vernooij MW, et al. Global and focal white matter integrity in breast cancer survivors 20 years after adjuvant chemotherapy. Hum Brain Mapp. 2014;35(3):889-99.

10. Ahles TA. Brain vulnerability to chemotherapy toxicities. Psychooncology. 2012; 21(11):1141-8.

11. Wefel JS, Saleeba AK, Buzdar AU, Meyers CA. Acute and late onset cognitive dysfunction associated with chemotherapy in women with breast cancer. Cancer. 2010;116(14): 3348-56.

12. Menning S, de Ruiter MB, Veltman DJ, Koppelmans V, Kirschbaum C, Boogerd W, et al. Multimodal MRI and cognitive function in patients with breast cancer prior to adjuvant treatment–the role of fatigue. Neuroimage Clin. 2015;7:547-54.

13. Tannock IF, Ahles TA, Ganz PA, Van Dam FS. Cognitive impairment associated with chemotherapy for cancer: report of a workshop. J Clin Oncol. 2004;22(11): 2233-9.

14. Li M, Caeyenberghs K. Longitudinal assessment of chemotherapy-induced changes in brain and cognitive functioning: a systematic review. Neurosci Biobehav Rev. 2018; 92:304-17.

15. Biglia N, Bounous VE, Malabaila A, Palmisano D, Torta DM, D'Alonzo M, et al. Objective and self-reported cognitive dysfunction in breast cancer women treated with chemotherapy: a prospective study. Eur J Cancer Care (Engl). 2012;21(4):485-92.

16. Monje M. Cranial radiation therapy and damage to hippocampal neurogenesis. Dev Disabil Res Rev. 2008.;14(3):238-42.

17. Ahles TA, Saykin A. Cognitive effects of standard-dose chemotherapy in patients with cancer. Cancer Invest. 2001;19(8): 812-20.

18. Myers JS. Proinflammatory cytokines and sickness behavior: implications for depression and cancer-related symptoms. Oncol Nurs Forum. 2008;35(5):802-7.

19. Mulrooney T. Cognitive impairment after breast cancer treatment. Clin J Oncol Nurs, 2008; 12(4):678-80.

20. Treanor CJ, McMenamin UC, O'Neill RF, Cardwell CR, Clarke MJ, Cantwell M, et al. Non-pharmacological interventions for cognitive impairment due to systemic cancer treatment. Cochrane Database Syst Rev. 2016;(8):CD011325.

21. Baer W. Chemobrain: an opportunity in cancer survivorship to enhance patient wellness. J Oncol Pract. 2017;13(12):794-6.

22. Meadows AT, Gordon J, Massari DJ, Littman P, Fergusson J, Moss K. Declines in IQ scores and cognitive dysfunctions in children with acute lymphocytic leukaemia treated with cranial irradiation. Lancet. 1981;2(8254):1015-8.

23. Hudson MM, Ness KK, Gurney JG, Mulrooney DA, Chemaitilly W, Krull KR, et al. Clinical ascertainment of health outcomes among adults treated for childhood cancer. JAMA. 2013;309(22):2371-81.

24. Libert Y, Dubruille S, Borghgraef C, Etienne AM, Merckaert I, Paesmans M, et al. Vulnerabilities in older patients whencancer treatment is initiated: does a cognitive impairment impact the two-year survival? PLoS One. 2016;11(8):e0159734.

25. Driver JA, Beiser A, Au R, Kreger BE, Splansky GL, Kurth T, et al. Inverse association between cancer and Alzheimer's disease: results from the Framingham Heart Study. BMJ. 2012;344:e1442.

26. Musicco M, Adorni F, Di Santo S, Prinelli F, Pettenati C, Caltagirone C, et al. Inverse occurrence of cancer and Alzheimer disease. Neurology. 2013;81:322-8.

DEPENDÊNCIA DE SUBSTÂNCIAS LÍCITAS E ILÍCITAS EM ONCOLOGIA

6

André Malbergier

A relação entre câncer e uso de substâncias lícitas e ilícitas pode se dar de várias formas, entre elas:

1. O uso de substâncias pode ser um fator de risco para o desenvolvimento do câncer (p. ex., uso de cigarro e câncer de pulmão).
2. Pessoas com câncer podem apresentar transtornos associados ao uso de substâncias.
3. O uso de substâncias pode alterar a evolução do câncer.

Epidemiologia do uso de substâncias psicoativas

A United Nations Office on Drugs and Crime (UNODC)[1] estimou que aproximadamente 250 milhões de pessoas fizeram uso de drogas ilícitas nos 12 meses anteriores à pesquisa. A maconha é a droga ilícita mais utilizada no mundo, com 180 milhões de usuários, seguida pelo uso de anfetaminas (37 milhões), opiáceos/opioides (35 milhões, sendo que 9 milhões usam heroína), cocaína (17 milhões) e *ecstasy* (22 milhões).[1]

No Brasil, de acordo com o segundo levantamento sobre o consumo de substâncias psicoativas, 22,8% da população com idade entre 12 e 65 anos usaram droga ilícita alguma vez na vida, 10,3% no último ano e 4,5% no mês anterior à entrevista. Em relação ao álcool, 74,6% da população já fizeram uso alguma vez na vida, 49,8% no último ano e 38,3% no mês anterior à entrevista.

No país, 12,3% da população têm dependência de álcool; 10,1%, de tabaco; e 2,1%, de drogas ilícitas.[2]

Em relação ao tabaco, mais de 1,1 bilhão de pessoas fumam tabaco. A prevalência do tabagismo está em declínio em muitos países, mas vem aumentando na região do Mediterrâneo Oriental e na África.[3]

Mais de 80% dos fumantes estão em países de baixa ou média renda. Soma-se a este dado o fato de que, mesmo em países industrializados, a queda da prevalência de tabagismo está inversamente associada à classe socioeconômica, sendo muito maior entre as pessoas mais favorecidas e cultas. Entre as minorias étnicas menos favorecidas, o tabagismo continua a ser um problema extremamente comum.

No Brasil, a prevalência do tabagismo parece estar caindo entre os maiores de 15 anos. Em 2000, 31% deste grupo fumavam, sendo o tabagismo mais frequente entre os homens (35,4%) do que entre as mulheres (26,9%). Hoje, segundo o Instituto Nacional de Câncer (Inca),[4] 15% da população fumam, sendo 19% dos homens e 11% das mulheres.

Uso de álcool, tabaco e outras drogas como fatores de risco para câncer

Álcool

O álcool é um dos principais fatores de risco para morbidade, incapacidade e mortalidade em todo o mundo. O impacto do consumo de álcool nos cânceres de cabeça e pescoço e no carcinoma de esôfago já é conhecido há muito tempo, mesmo em níveis relativamente baixos de consumo. Mais recentemente, a lista dos cânceres associados ao consumo de álcool aumentou e inclui cânceres de cólon, reto, fígado, mama e pâncreas, este último ainda com evidência limitada e associado a altos níveis de consumo. Além disso, uma metanálise recente sugeriu uma associação positiva entre o consumo de álcool e os cânceres de vesícula biliar, próstata, pulmão, estômago e melanoma. Em 2012, 5,5% de todos os cânceres e 5,8% de todas as mortes por câncer foram atribuídas ao consumo de álcool.[5]

No câncer de mama, estudos de *coorte* encontraram evidências que ligam a ingestão de álcool a diferentes subtipos. Além disso, publicações recentes forneceram mais evidências de que o consumo de bebidas alcoólicas está causalmente associado ao câncer de mama mesmo em doses baixas a moderadas.[6]

A **Figura 6.1** mostra as estimativas mundiais da distribuição dos cânceres associados ao uso de álcool em homens e mulheres.

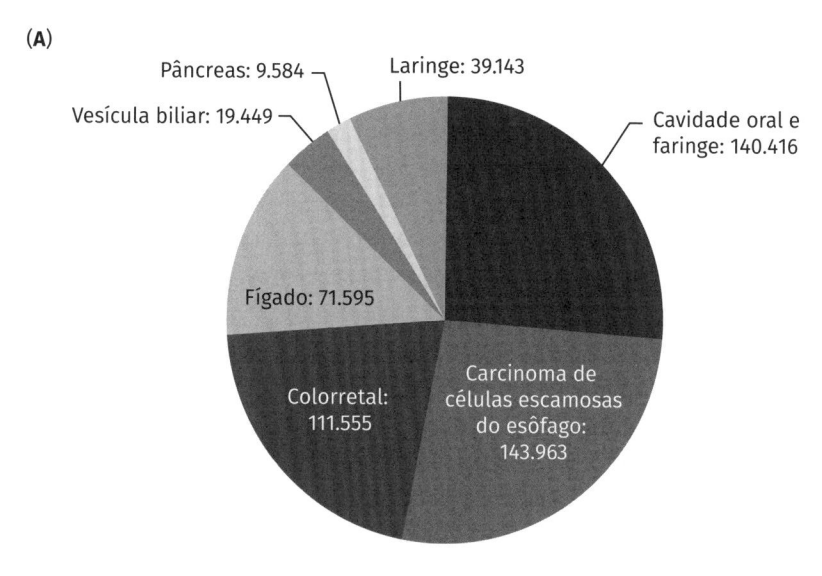

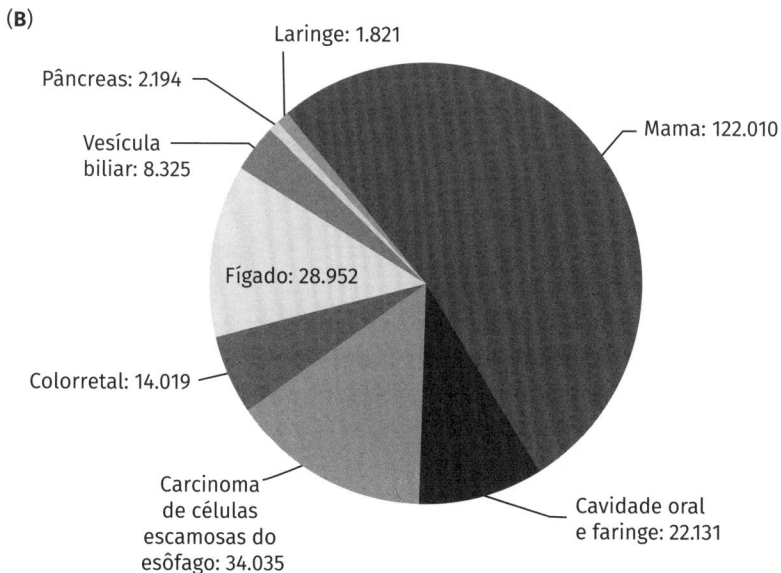

(A)
- Pâncreas: 9.584
- Laringe: 39.143
- Vesícula biliar: 19.449
- Cavidade oral e faringe: 140.416
- Fígado: 71.595
- Colorretal: 111.555
- Carcinoma de células escamosas do esôfago: 143.963

(B)
- Laringe: 1.821
- Pâncreas: 2.194
- Vesícula biliar: 8.325
- Mama: 122.010
- Fígado: 28.952
- Colorretal: 14.019
- Carcinoma de células escamosas do esôfago: 34.035
- Cavidade oral e faringe: 22.131

FIGURA 6.1 | Distribuição do número de casos de câncer associados ao uso de álcool em homens (**A**) e mulheres (**B**) no mundo em 2012.
Fonte: Praud e colaboradores.[5]

Tabaco

No Brasil, em 2011, o tabagismo foi responsável por 147.072 óbitos, 2,69 milhões de anos de vida perdidos, 157.126 infartos agudos do miocárdio, 75.663 acidentes vasculares encefálicos e 63.753 diagnósticos de câncer. O custo para o sistema de saúde foi de R$ 23,37 bilhões.[7]

Cerca de 30% de todos os casos de câncer são causados pelo tabaco. Entre os cânceres, destacam-se esôfago, laringe, cavidade oral, bexiga, estômago, rim, carcinoma de células escamosas do colo do útero, entre outros. No câncer de pulmão, entre 80 e 90% dos casos são atribuíveis ao tabagismo.[8]

Em um estudo na Coreia, que pode servir de exemplo do papel do tabagismo no desenvolvimento do câncer, o cigarro foi responsável, em homens adultos, por 20.239 (20,9%) casos e 14.377 (32,9%) mortes por câncer. Em mulheres, o tabagismo foi responsável por 1.930 (2,1%) casos e 1.351 (5,2%) mortes por câncer. A **Figura 6.2** mostra os principais resultados desse estudo.[9]

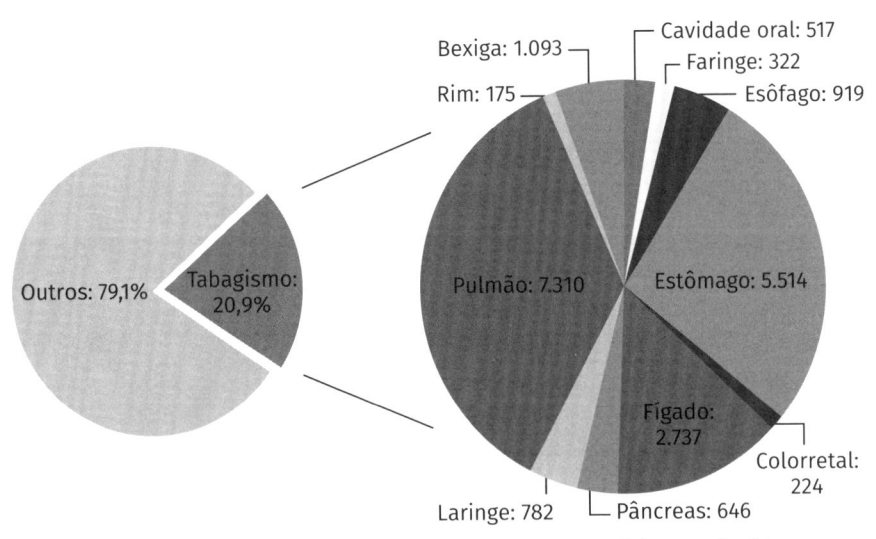

FIGURA 6.2 | Distribuição dos casos de câncer, em homens adultos, atribuídos ao cigarro na Coreia.
Fonte: Park e colaboradores.[9]

Fumante passivo

De acordo com a Organização Mundial da Saúde (OMS),[3] há aproximadamente 2 bilhões de pessoas que estão no grupo de fumantes passivos no mundo. No Brasil, estima-se que o contingente de indivíduos expostos chega a ser de 14,5 milhões – número que representa mais de 7% da população nacional. O fumante passivo apresenta risco aumentado de cânceres de pulmão, colo de útero e pâncreas. O risco de câncer de colo de útero, por exemplo, chega a ser 73% maior em mulheres fumantes passivas em comparação às mulheres não expostas.

Cocaína

Uma análise preliminar indicou a cocaína como carcinogênica em roedores. Outros estudos mais recentes sugerem que a cocaína aumenta o crescimento de tumores por meio de um mecanismo mediado pelo receptor dependente de citocinas.[10]

Em seres humanos, entretanto, não foram encontrados estudos que indicassem um papel evidente da cocaína como carcinogênica. Paradoxalmente, há um relato interessante publicado no *British Medical Journal*,[11] de 1909, sugerindo, a partir da experiência do Dr. Gilchrist em 14 casos, que a cocaína teria um efeito terapêutico, diminuindo o crescimento do tumor ou aliviando a dor. Apesar de ser um artigo sem o rigor metodológico atual, vale a leitura como fato histórico.

Em relação ao *crack*, estudos mostraram anormalidades histopatológicas, como hiperplasia e metaplasia celular escamosa, mais frequentemente nos pulmões de fumantes de *crack* do que nos pulmões de não fumantes. A frequência das anormalidades era quase idêntica nos fumantes de *crack* e nos de cigarros, indicando que fumantes dessas substâncias apresentariam danos semelhantes nas vias aéreas superiores, sugerindo a hipótese de que fumar *crack* poderia causar câncer nas vias aéreas superiores. Tais achados ainda não se mostraram suficientemente robustos para confirmação de causalidade.[12]

Maconha

Fumar maconha não se mostrou, pelo menos até o momento, ser um fator de risco no desenvolvimento de câncer de pulmão, mas os dados são limitados por haver poucos estudos sobre o tema, pelos possíveis erros de classificação devido às limitações dos autorrelatos de uso, pelo pequeno número de fumantes pesados de maconha acompanhados e pelo risco de influência do uso de outras drogas no risco de desenvolver câncer, sobretudo o uso concomitante de tabaco.[13]

Apesar de ainda não haver uma relação evidente entre maconha e câncer, sabe-se que ela contém poderosos agentes carcinogênicos. Uma revisão recente fez a seguinte pergunta: "O uso da maconha aumenta o risco de desenvolver câncer em humanos?". Dos sete estudos sobre câncer de pulmão, cinco indicaram que o uso de maconha aumentava significativamente o risco, mas os dois estudos mais bem delineados (que usaram estratificação por meio do *status* de uso do tabaco) não encontraram evidências de aumento de risco. A forte possibilidade de o tabaco ser uma variável de confusão, especialmente em estudos que encontraram aumento do risco de câncer de pulmão, prejudica qualquer interpretação definitiva dos resultados. Em outros seis estudos, quatro não demonstraram evidência de aumento significativo do risco de câncer de cabeça e pescoço associado ao uso de maconha. Poucos estudos, entretanto, incluíram um número suficiente de usuários de maconha de longo prazo com muitos anos de uso (p. ex., mais de 10 anos), e, como resultado, uma possível associação entre o consumo pesado de maconha e esses cânceres não pode ser descartada. Três estudos mostraram uma relação potencial entre o uso de maconha e o aumento do risco de câncer testicular.[14]

Uso de substâncias em pessoas com câncer

Nos últimos anos, vem sendo observada uma tendência de aumento da proporção de idosos que procuram tratamento para transtorno por uso de substâncias quando comparados aos adultos mais jovens. Como o câncer tende a ocorrer mais em pessoas mais velhas e o transtorno por uso de substâncias está crescendo nesta faixa etária, há uma expectativa de que este tema se torne cada vez mais importante.[15]

Apesar da importância crescente, no momento atual, o problema do transtorno por uso de substâncias ainda é pouco estudado nos pacientes com câncer.

Em um dos estudos sobre o tema, em um ambulatório de cuidados paliativos, foram realizados testes toxicológicos de urina (TTU) para detecção de uso de drogas. Setenta e três por cento dos testes apresentaram um resultado não esperado. O que se denominou "esperado" era a detecção de opioides prescritos para dor nos pacientes que tinham indicação e uso médico da substância.

Sessenta por cento foram positivos para um opioide não prescrito, benzodiazepínico não prescrito ou alguma substância ilícita.

Notavelmente, quase metade dos pacientes testados eram positivos para opioides não prescritos ou drogas ilícitas potentes, como heroína ou cocaína, e apenas um em cada cinco tinham *cannabis* como a única substância de uso indevido. Além disso, 39% dos testados apresentaram TTU inapropriadamente negativo, levantando preocupações quanto ao desvio ou ao acúmulo de opioides.[16]

Etiologia
Álcool

Acredita-se que o câncer seja associado ao uso crônico e intenso de álcool mais do que ao uso excessivo episódico. Estudos recentes não encontraram diferenças significativas no risco de desenvolver câncer entre os diferentes tipos de bebida.

O consumo de álcool como fator de risco para o câncer parece ser modulado geneticamente, incluindo genes do metabolismo da substância, folato, metionina e reparo de DNA. Os mecanismos ainda não são completamente conhecidos, mas talvez dependam também do órgão-alvo. Evidências robustas sugerem que os cânceres de cabeça e pescoço, esôfago e fígado estão associados ao dano do DNA pelo acetaldeído (metabólito do álcool) e o câncer de mama, pela interferência no metabolismo do estrogênio. Evidências mais fracas sugerem outras hipóteses como um efeito solvente para outros carcinogênicos (cabeça e pescoço e esôfago), produção de espécies de oxigênios reativos (fígado), alterações no metabolismo do folato (reto, cólon e mama), deficiências nutricionais (cabeça e pescoço) e outros carcinogênicos além do etanol (cabeça e pescoço, esôfago e fígado).[5]

Tabaco

Cada tragada do cigarro contém milhares de compostos, incluindo mais de 60 agentes cancerígenos. Os carcinogênicos na fumaça do cigarro pertencem a várias classes químicas, incluindo hidrocarbonetos aromáticos policíclicos (HAPs), N-nitrosaminas, aminas aromáticas, aldeídos, hidrocarbonetos orgânicos voláteis e metais. Além desses carcinogênicos mais conhecidos, outros ainda não foram suficientemente investigados.

A maioria dos carcinogênicos na fumaça do cigarro requer um processo de ativação metabólica, em geral catalisado pelas enzimas do citocromo P450 para converter os carcinógenos em formas que podem se ligar covalentemente ao DNA e formar adutos de DNA. Os P450s 1A1 e 1B1, que são induzidos pela fumaça do cigarro por meio de interações com o receptor de hidrocarboneto de arila, são de particular importância na ativação metabólica dos HAPs. A indutibilidade desses P450s pode ser um aspecto crítico da suscetibilidade ao câncer em fumantes. Os P450s 1A2, 2A6, 2A13 e 2E1 também são importantes na ativação de carcinógenos da fumaça de cigarro.

Fumar danifica o DNA, incluindo os principais genes que protegem contra o câncer. Mutações genéticas podem causar a perda de funções normais no controle do crescimento celular, resultando em proliferação celular e câncer. Estudos ligaram fortemente os danos cromossômicos nas células em todo o trato aerodigestório à exposição à fumaça do cigarro. O processo de proteção da morte celular programada (apoptose) pode contrabalançar esses eventos mutacionais, removendo células com danos no DNA. O equilíbrio entre os mecanismos que levam à apoptose e aqueles que a suprimem tem um grande impacto no crescimento do tumor.

Muitos dos produtos químicos encontrados nos cigarros mostraram causar danos ao DNA, incluindo benzeno, polônio-210, benzo (a) pireno e nitrosaminas.[17]

Em pacientes com câncer, o cigarro também facilita a invasão e a metástase de células cancerígenas. A exposição prolongada de células de câncer de mama à fumaça do cigarro aumenta a invasão e o potencial metastático das células. A exposição de linhagens de carcinoma de pulmão à fumaça de cigarro aumentou a expressão do *MTA1*, que está envolvido na mediação da transição epitelial para mesênquima. Os estudos clínicos corroboram esses achados, confirmando que o tabagismo aumenta a mortalidade em pacientes com câncer que são fumantes atuais em comparação aos ex-fumantes e aos que nunca fumaram.[18]

O tabagismo também aumenta o risco de recorrência e mortalidade específica por câncer. É provável que a recorrência aumentada e a mortalidade relacionada ao câncer estejam intimamente ligadas a alterações na biologia do tumor, levando a uma diminuição da resposta à terapia citotóxica. Fumar pode alterar o metabolismo do câncer, que pode levar a mudanças na eficácia terapêutica ou toxicidade. Como a fumaça do cigarro é potencialmente carcinogênica, vários estudos mostraram que manter o tabagismo aumenta de forma significativa o risco de o paciente desenvolver um segundo câncer primário, em particular quando o câncer primário é relacionado ao tabaco. Notadamente, alguns estudos sugerem que o tabagismo confere um risco aditivo ou sinérgico de desenvolvimento de um segundo câncer primário quando combinado com quimioterapia ou radioterapia. Como resultado, pacientes que são fumantes estão em risco aumentado de mortalidade por recorrência e progressão de cânceres primário e secundário.

Cocaína

Parece existir uma associação do abuso ou dependência de cocaína ao longo da vida com o aumento do risco de mortalidade em pacientes com câncer. Este achado ainda não tem uma explicação conhecida no momento.

Opioides

Os opioides são medicamentos utilizados com muita frequência para tratar dor em pacientes com câncer. Não há, até agora, estudos indicando o uso abusivo de opioides como fator de risco para o desenvolvimento do câncer.

Abordagem
Aspectos gerais

O transtorno por uso de substâncias em pacientes com câncer pode afetar seu tratamento e também a abordagem da dor, dificultando o manejo da doença e gerar maior morbidade e mortalidade. Apesar disso, as condutas em relação ao uso de álcool e drogas em pacientes com câncer ainda não são padronizadas e discutidas com a profundidade que merecem na literatura especializada.[19] Somente no final de 2017, a American Society of Clinical Oncology (ASCO) lançou uma declaração sobre a relação entre álcool e câncer.[20]

Logo na chegada do paciente ao tratamento, muitas vezes, o oncologista não avalia nem diagnostica problemas relacionados ao uso de álcool e outras drogas. Essa falha de avaliação pode gerar vários prejuízos para o paciente. Alguns estudos já apontam que a detecção de alterações psicológicas e psiquiátricas na chegada ao tratamento é essencial para melhorar a adaptação ao tratamento e à reabilitação.[21] Em relação ao álcool especificamente, o grupo de pacientes que apresenta este problema também está em alto risco de desenvolver um quadro de abstinência alcoólica (às vezes com *delirium*) no pós-operatório, gerando complicações e dificuldade de manejo.

Parece ser consenso que os oncologistas não têm conhecimento suficiente em relação a como avaliar e proceder nesta área. A falta de tempo e a opinião do médico sobre o tema (p. ex., médicos que bebem têm menos iniciativa para discutir sobre o álcool com seus pacientes) também parecem levar à baixa detecção do problema.

Diante da frequência do problema e dos potenciais riscos, uma avaliação do padrão de consumo de álcool na chegada ao tratamento é fundamental. O próprio clínico pode fazer tal avaliação quando capacitado. Há à disposição alguns instrumentos (CAGE, AUDIT) rápidos e fáceis de serem utilizados e que já se mostraram válidos na abordagem do problema na oncologia.[22]

Quando se detecta o uso de álcool e outras drogas, o oncologista tende a não iniciar o tratamento do câncer. Algumas vezes, o médico se exime da responsabilidade de cuidar do paciente como um todo, afasta-se do caso e o orienta a buscar tratamento especializado e depois retomar seu tratamento para o câncer. O médico deve buscar ampliar seu conhecimento na área para ser capaz de oferecer algumas intervenções que podem ser úteis no tratamento e também ajudam no estabelecimento de uma boa relação médico-paciente, que é fundamental no tratamento do câncer. O encaminhamento para atendimento especializado pode ser feito, mas o médico oncologista deve participar e manter seu vínculo com o paciente durante o processo.

Intervenções de cessação do tabagismo em sobreviventes de câncer

Apesar da necessidade clínica e justificativa para abordar o uso do tabaco em pacientes com câncer, os estudos demonstram que, embora cerca de 90% dos oncologistas perguntem sobre o uso do tabaco e aproximadamente 80% aconselhem os pacientes a interromper o uso, apenas 30 a 40% fornecem assistência para o paciente parar de fumar.

Os estudos sugerem que a falta de tempo, a falta de recursos, como medicamentos, e a falta de informação sobre os métodos de cessação são referidas como as principais barreiras para o fornecimento de suporte à cessação.[23]

Parar de fumar parece melhorar os resultados do tratamento em pacientes com câncer. Os pacientes com câncer de pulmão que param de fumar durante ou após o diagnóstico têm um risco reduzido de desenvolver um segundo câncer em comparação com pacientes que continuam fumando. Os pacientes que pararam de fumar após o diagnóstico também reduziram a toxicidade associada ao tratamento do câncer. Os dados indicam que pacientes que fumam menos têm menos efeitos colaterais devido à radioterapia em comparação com aqueles que são fumantes pesados.[24]

Em outro estudo, pacientes com câncer que fumavam ou eram ex-fumantes foram significativamente mais propensos a ter um histórico de positividade do CAGE (risco de alcoolismo) e uso de drogas ilícitas em comparação aos que nunca fumaram. Fumantes atuais expressaram mais dor e maior risco de abuso de opioides. Ou seja, o cigarro pode ser um marcador de outros problemas, como uso indevido de substâncias, e esta questão deve ser sempre avaliada.[25]

As sobreviventes do câncer com menos de 40 anos, do sexo feminino, solteiras, com menos suportes socioeconômico e psicossocial têm mais chances de continuar fumando após a doença. Poucas revisões sistemáticas, metanálises ou ensaios controlados randomizados (ECRs) concentraram-se em intervenções de cessação do tabagismo específicas em pacientes com câncer. As informações são limitadas e não consensuais. Por um lado, alguns estudos sugerem que as intervenções para cessação do tabagismo são menos eficazes em sobreviventes do câncer e que eles requerem uma abordagem mais específica e adaptada a essa população. Por outro lado, outros estudos não encontraram diferenças de eficácia na população oncológica em comparação com outros fumantes. As intervenções avaliadas foram terapia cognitivo-comportamental (TCC), materiais de autoajuda, módulos de educação, entrevista motivacional, terapia de reposição de nicotina (TRN), bupropiona e vareniclina.[26]

O uso da farmacoterapia segue o mesmo roteiro do indicado para cessação do tabagismo em pacientes sem câncer (**Tab. 6.1**).

TABELA 6.1 | Sugestões para o uso clínico de farmacoterapia para cessação do tabagismo

Farmacoterapia	Precauções e contraindicações	Efeitos adversos	Dosagem	Duração do tratamento
Cloridrato de bupropiona	História de convulsões e de transtornos alimentares	Insônia Boca seca	150 mg todas as manhãs durante 3 dias, depois 300 mg por dia (Inicie o tratamento 1-2 semanas antes da parada do cigarro)	12 semanas
Goma de nicotina	–	Dispepsia Feridas na boca	1-24 cigarros/dia: goma de 2 mg (até 24 gomas/dia) ≥ 25 cigarros/dia: 4 mg de goma (até 24 gomas/dia)	12 semanas, mas pode ser ampliado
Adesivo de nicotina	–	Irritação de pele Insônia	20 cigarros/dia: 21 mg, por 4 semanas 14 mg, por 4 semanas 7 mg, por 4 semanas	12 semanas, mas pode ser ampliado
Vareniclina	Doença renal grave Humor deprimido e outros sintomas psiquiátricos	Náusea Insônia Sonhos vívidos Alterações de humor	0,5 mg/dia durante 3 dias 0,5 mg 2x/dia, por 4 dias A partir do 7º dia, 1 mg, 2x/dia (Comece o tratamento pelo menos 1 semana antes da parada)	3-6 meses

Fonte: Warren e colaboradores[24] e Clinical Practice Guideline Treating Tobacco Use and Dependence.[27]

Transtorno por uso de álcool e câncer

O tratamento para o transtorno por uso de álcool em pacientes com câncer segue o mesmo roteiro do tratamento em pessoas sem câncer: psicoterapia e farmacoterapia.

A **Tabela 6.2** resume o tratamento farmacológico para o alcoolismo.

Opioides e câncer

A dor do câncer é talvez um dos sintomas mais temidos associados à doença. De 40 a 70% de todas as pessoas com câncer terão dor moderada a intensa. A dor pode ocorrer a qualquer momento, mas a frequência e a intensidade tendem a aumentar à medida que o câncer avança.

Pacientes com câncer estão vivendo mais, e aqueles com dor crônica podem precisar ser tratados com opioides por períodos prolongados. No passado, a avaliação dos fatores de risco para o abuso destas medicações pode ter sido negligenciada, uma vez que a expectativa de vida era curta, talvez não dando tempo para aparecerem os problemas associados à dependência.

Os analgésicos opioides, incluindo a codeína, desempenham um papel significativo nas principais diretrizes associadas ao manejo da dor em pacientes

TABELA 6.2 | Tratamento farmacológico do alcoolismo

Farmacoterapia	Precauções e contraindicações	Efeitos adversos	Dosagem	Duração do tratamento
Dissulfiram	Doença clínica grave descompensada Insuficiência hepática ou cirrose Cardiopatia Paciente e familiares precisam compreender o mecanismo de ação da medicação e os riscos do consumo concomitante de bebidas alcoólicas	Gosto metálico na boca Náusea Diminuição de libido Alergia cutânea Risco de interação álcool--dissulfiram	250-500 mg/dia	Indeterminado
Naltrexona	Insuficiência hepática	Náusea Sedação	50-100 mg/dia	Mínimo 3 meses

diagnosticados com câncer. Devido ao seu risco de abuso e dependência, a prescrição destas medicações é um tema muito discutido na literatura médica.[28]

A maioria dos opioides é administrada por via oral, muitas vezes sob a forma de formulações de liberação modificada para reduzir as tomadas para uma ou duas vezes ao dia. A administração retal também é possível. O fentanil e a buprenorfina podem ser administrados via adesivo transdérmico.

Os analgésicos opioides potentes são particularmente indicados para o alívio da dor e costumam ter ações adicionais muito úteis para aliviar a ansiedade, produzir sonolência e permitir o sono em pacientes com câncer. No entanto, todos os analgésicos opioides têm o potencial de produzir eventos adversos: depressão respiratória, náuseas e vômitos, constipação, aumento da sensibilidade à dor (hiperalgesia), sonolência em demasia, prurido. Durante a terapêutica crônica com opioides, podem ser necessárias doses mais elevadas para manter o efeito analgésico (tolerância) e as pessoas podem estar em risco de síndrome de abstinência após a cessação repentina da medicação.

Três receptores opioides parecem ser importantes neste tema. Os receptores mu (μ), subdivididos em μ_1, μ_2 e μ_3, são encontrados no tronco encefálico e no tálamo, e sua ativação pode resultar em alívio da dor, sedação e euforia, podendo, também, levar à depressão respiratória, à constipação e à dependência física. Os receptores kappa (κ) são encontrados no sistema límbico, no tronco encefálico e na medula espinal, e sua ativação pode resultar em alívio da dor, sedação, falta de ar, disforia (um estado de desconforto ou insatisfação) e dependência. Receptores delta (δ) são encontrados no cérebro, na medula espinal e no trato digestório, sendo que sua ativação pode resultar em efeitos analgésicos e antidepressivos, mas também pode levar à depressão respiratória.

A frequência e a intensidade da dor causam um enorme impacto negativo na qualidade de vida dos pacientes com câncer, e seu tratamento é feito, na maior parte dos casos, com opioides. O risco de dependência dessas medicações deve ser sempre avaliado antes da primeira prescrição.

A avaliação de algumas variáveis parece ser importante neste momento: uso de álcool, tabaco e outras drogas no momento ou no passado, comorbidades psiquiátricas, história de dependência de drogas na família, visitas frequentes ao ambulatório que dispensa as medicações, relatos de perdas de receitas e medicações. Esses comportamentos podem sugerir risco de abuso.

Para prevenção do problema, deve-se fazer dispensação de quantidades pequenas com retornos ao médico mais frequentes e evitar as formulações de ação rápida. O rastreamento de drogas na urina pode ser considerado se houver alguma indicação de problemas de adesão ao tratamento.

Pacientes que usam opioides, dependentes ou não, podem apresentar quadros de intoxicação pela substância e necessitar de abordagem médica de urgência. A intoxicação por opioides caracteriza-se por rebaixamento do nível de consciência, depressão respiratória e pupilas em miose. A intoxicação leve em geral não requer tratamento específico. No entanto, os episódios mais graves exigem cuidados de emergência em instalações apropriadas. A intoxicação por opioides pode ser revertida pelo uso da naloxona, um antagonista de receptores µ, κ e δ. A dose varia de 0,05 a 0,4 mg por via intravenosa (IV), de acordo com a gravidade e com o grau de dependência do paciente (pacientes mais dependentes recebem doses menores para evitar a instalação de uma síndrome de abstinência). A dose sugerida quando há depressão respiratória é de 2,0 mg, IV. A diminuição da depressão respiratória e a reversão da miose devem ocorrer em até dois minutos. Caso contrário, a dose pode ser aumentada.

Se o paciente desenvolver dependência e o médico avaliar que precisa interromper a medicação, o tratamento da síndrome de abstinência deverá ser instituído.

Os sintomas mais comuns da abstinência são ansiedade, fissura pela droga, inquietude, irritabilidade, midríase, anorexia, sudorese, bocejos, espirros, náuseas, rinorreia, lacrimejamento, dores, tremores, piloereção, insônia, diarreia, hipertensão arterial e taquicardia. Os sintomas podem variar de acordo com a droga, o período e a intensidade do uso.

Os sintomas de abstinência são mais intensos nos primeiros 10 dias, mas há casos relatados da presença de sintomas por várias semanas (fadiga, anedonia, falta de apetite e insônia).

Para o tratamento da abstinência, os opioides que estão sendo usados são substituídos pelos de ação prolongada (em geral, metadona ou buprenorfina) para aliviar os sintomas. Após a estabilização do quadro, reduz-se gradativamente a dose deste último até sua retirada completa.[29]

Metadona

A metadona, um agonista µ-opioide oral, tem uma meia-vida de 15 a 40 horas e é indicada para o tratamento da síndrome de abstinência de outros opioides.

Os sintomas iniciais da síndrome de abstinência são controlados com a prescrição de doses variáveis e de acordo com o quadro clínico de cada paciente. Para auxiliar o estabelecimento da dose inicial de metadona, utiliza-se um padrão de equivalência entre as drogas: 1 mg de metadona corresponde a 1 a 2 mg de heroína; 3 a 4 mg de morfina; 30 mg de codeína; 20 mg de meperidina; 0,5 mg de dilaudida; e 7 a 8 mL de elixir paregórico.

Um esquema posológico para uso da metadona (disponível em comprimidos de 5 e 10 mg) para o tratamento da síndrome de abstinência de opioides é mostrado a seguir:

- **Dia 1:** administrar a dose inicial, com supervisão, quando estiverem presentes sintomas de abstinência.
  - **Dose inicial:** 20 a 30 mg, via oral. Uma dose adicional de 5 a 10 mg pode ser dada por via oral após 2 a 4 horas, se os sintomas de abstinência não tiverem sido suprimidos ou se os sintomas reaparecerem.
  - **Dose inicial máxima:** 30 mg.
  - **Dose máxima ao dia 1:** 40 mg.
- **Ajustar a dose durante a primeira semana** com base no controle dos sintomas de abstinência 2 a 4 horas após a administração da última dose.
- **Cuidado com os níveis** de metadona que acumulam durante os primeiros dias de tratamento.
- **Após 2 a 3 dias**, diminuir gradualmente a dose (10-20%) a intervalos de 2 dias durante 3 a 4 semanas de acordo com a evolução clínica. As doses diárias devem ser suficientes para manter os sintomas de abstinência em um nível tolerável.

Há uma variação interindividual da farmacocinética da metadona, assim como potencial para provocar toxicidade tardia devido à sua longa meia-vida de eliminação. O acúmulo de metadona durante os dias ou semanas de tratamento pode causar risco de vida, como depressão respiratória, particularmente durante o sono. Porém, essa dose de início pode ser perigosa para acetiladores lentos da metadona ou pacientes com apneia do sono. Além disso, há relatos de cardiotoxicidade (aumento de intervalo QT e ritmo de *torsades de pointes*) com morte súbita.

Buprenorfina

A buprenorfina é um analgésico, agonista parcial do receptor μ-opioide e antagonista do receptor κ. Assim como a metadona, apresenta vantagens da administração oral e da sua meia-vida longa.

A metadona e a buprenorfina têm eficácias semelhantes, embora a buprenorfina induza menos sedação e depressão respiratória. As doses iniciais variam de 4 a 8 mg. Podem ser administradas doses adicionais até 16 mg, dependendo da resposta do paciente. Depois que a condição do paciente é estabilizada por 3 a 5 dias, a dose é diminuída ao longo de duas ou mais semanas.

No Brasil, a buprenorfina é comercializada em forma de comprimidos sublinguais, adesivos transdérmicos e ampolas para injeção. Os comprimidos sublinguais são os mais indicados para o tratamento da síndrome de abstinência.

Os medicamentos que inibem a enzima CYP3A4 podem provocar um aumento das concentrações de buprenorfina, gerando a necessidade de redução da dose. Os indutores do CYP3A4 podem diminuir as concentrações plasmáticas e a dose pode precisar ser aumentada.

Referências

1. United Nations Office and Drugs and Crime. World Drug Report 2017. Executive summary: conclusions and policy implications [Internet]. Viena: UN; 2017 [capturado em 29 jun 2019]. Disponível em: http://www.unodc.org/wdr2017/field/Booklet_1_EXSUM.pdf
2. Brasil. Centro Brasileiro de Informações sobre Drogas Psicotrópicas. II Levantamento domiciliar sobre o uso de drogas psicotrópicas no Brasil [Internet]. São Paulo: CEBRID; 2006 [capturado em 29 jun 2019]. Disponível em: https://www.cebrid.com.br/wp-content/uploads/2014/10/II-Levantamento-Domiciliar-sobre-o-Uso-de-Drogas-Psicotr%C3%B3picas-no-Brasil.pdf
3. World Health Organization. The World Health Report 2017. Geneva: WHO; 2017.
4. Brasil. Instituto Nacional de Câncer [Internet]. Brasília: INCA; c2019 [capturado em 29 jun 2019]. Disponível em: https://www.inca.gov.br/
5. Praud D, Rota M, Rehm J, Shield K, Zatoński W, Hashibe M, et al. Cancer incidence and mortality attributable to alcohol consumption. Int J Cancer. 2016;138(6):1380-7.
6. Ekwueme DU, Allaire BT, Parish, WJ, Thomas CC, Poehler D, Guy GP, et al. Estimation of breast cancer incident cases and medical care costs attributable to alcohol consumption among insured women aged <45 years in the U.S. Am J Prev Med. 2017;53(3S1):S47-S54.

7. Pinto MT, Pichon-Riviere A, Bardach, A. Estimativa da carga do tabagismo no Brasil: mortalidade, morbidade e custos. Cad Saúde Pública. 2015; 31(6):1283-97.

8. Lucchiari C, Masiero M, Botturi A, Pravettoni G. Helping patients to reduce tobacco consumption in oncology: a narrative review. Springerplus. 2016;5(1):1136.

9. Park S, Jee S H, Shin HR, Park EH, Shin A, Jung, KW, et al. Attributable fraction of tobacco smoking on cancer using population-based nationwide cancer incidence and mortality data in Korea. BMC Cancer. 2014;14:406.

10. Garnder B, Zhu LX, Roth MD, Tashkin DP, Dubinette SM, Sharma S. Cocaine modulates cytokine and enhances tumor growth through sigma receptors. J Neuroimmunol. 2004;147(1-2):95-8.

11. Gilchrist RM. The treatment of cancer with cocaine. Br Med J. 1909;1(2509):274-5.

12. Li Mao, Yun Oh. Does Marijuana or Crack Cocaine Cause Cancer? Journal of the National Cancer Institute. 1998; 90(16).

13. Jett J, Stone E, Warren G, Cummings KMJ. cannabis use, lung cancer, and related issues. Thorac Oncol. 2018;13(4):480-487.

14. Verdichevski M, Fyfe TM, Gatley JM. Does cannabis use increase the risk of developing cancer in humans? In: Preedy VR, editor. Handbook of cannabis and related pathologies. Biology, pharmacology, diagnosis, and treatment. London: Elsevier; 2017. p. e80-e100.

15. Arndt S, Clayton R, Schultz SK. Trends in substance abuse treatment 1998-2008: increasing older adult first-time admissions for illicit drugs. Am J Geriatr Psychiatry. 2011;19(8):704-11.

16. Rauenzahn S, Sima A, CasselB, Noreika D, Gomez TH, Ryan L, et al Urine drug screen findings among ambulatory oncology patients in a supportive care clinic. Support Care Cancer. 2017;25(6):1859-64.

17. Centers for Disease Control and Prevention; National Center for Chronic Disease Prevention and Health Promotion; Office on Smoking and Health. How tobacco smoke causes disease: the biology and behavioral basis for smoking-attributable disease: a report of the surgeon general [Internet]. Atlanta: CDC; 2010 [capturado em 29 jun 2019]. Disponível em: https://www.ncbi.nlm.nih.gov/books/NBK53010/

18. Warren GW, Sobus S, Gritz, ER. The biological and clinical effects of smoking by patients with cancer and strategies to implement evidence-based tobacco cessation support. Lancet Oncology. 2014;15(12):e568–e580.

19. Dev R, Parsons HA, Palla S, Palmer JL, Del Fabbro E, Bruera E. Undocumented alcoholism and its relationship with tobacco and illegal drug use in advanced cancer patients. Cancer. 2011; 117(19): 4551-6.

20. LoConte NK, Brewster AM, Kaur JS, Merrill JK, Alberg AJ. Alcohol and cancer: a statement of the American Society of Clinical Oncology. J Clin Oncol. 2018;36(1):83-93.

21. Kugaya A, Akechi T, Okuyama T, Nakano T, Mikami I, Okamura H, et al. Prevalence, predictive factors, and screening for psychologic distress in patients with newly diagnosed head and neck cancer. Cancer. 2000;88(12):2817-23.

22. Giusti R, Mazzotta M, Verna L, Sperduti I, Di Pietro FR, Marchetti P, et al. The incidence of alcoholism in patients with advanced cancer receiving active treatment in two tertiary care centers in Italy. Alcohol Alcohol. 2019;54(1):47-50.

23. Warren GW, Marshall JR, Cummings KM, Toll B, Gritz ER, Hutson A, et al. Practice patterns and perceptions of thoracic oncology providers on tobacco use and cessation in cancer patients. J Thorac Oncol. 2013;8(5):543-8.

24. Warren GW, Marshall JR, Cummings KM, Toll BA, Gritz ER, Hutson A, et al. Addressing tobacco use in patients with cancer: a survey of American Society of Clinical Oncology members. J Oncol Pract. 2013;9(5):258-62.

25. Kim YJ, Dev R, Reddy A, Hui D, Tanco K, Park M, et al. Association between tobacco use, symptom expression, and alcohol and illicit drug use in advanced cancer patients. J Pain Symptom Manage. 2016;51(4):762-8.

26. Ehrenzeller MF, Mayer DK, Goldstein A. Smoking prevalence and management among Cancer Survivors. Oncol Nurs Forum. 2018;45(1):55-68.

27. Clinical Practice Guideline Treating Tobacco Use and Dependence 2008 Update Panel, Liaisons, and Staff. A clinical practice guideline for treating tobacco use and dependence: 2008 update: a U.S. public health service report. Am J Prev Med. 2008;35(2):158-76.

28. Wiffen PJ, Wee B, Derry S, Bell RF, Moore RA. Opioids for cancer pain - an overview of Cochrane reviews. Cochrane Database Syst Rev. 2017;7:CD012592.

29. Malbergier A, Ferreira, MP. Tratamento farmacológico das dependências. In: Moreno RA, Cordás TA, organizadores. Condutas em psiquiatria. 2. ed. Porto Alegre: Artmed; 2018.

SUICÍDIO 7

Maria Antonia Simões Rego
Claudinei Eduardo Biazoli Junior

O suicídio é um processo multifacetado e multifatorial que comumente envolve aspectos psicossociais, psicológicos e neurobiológicos.[1] Dessa forma, a avaliação e o manejo terapêutico efetivo de pacientes com risco de suicídio são complexos e devem levar em consideração os diversos fatores associados. Na população geral, os fatores de risco para comportamento suicida estão bem estabelecidos, sendo que entre eles estão a existência de uma condição médica crônica e debilitante e a presença de sentimento de desesperança – fatores muitas vezes associados ao diagnóstico de câncer. A presença de um transtorno psiquiátrico e uma tentativa anterior de suicídio estão relacionadas ao maior risco.

Diversos estudos já identificaram um risco aumentado de suicídio entre pacientes com câncer quando comparados à população geral, sobretudo no primeiro ano logo após o diagnóstico.[2-5] Em um estudo retrospectivo envolvendo pessoas com mais de 60 anos de idade que morreram por suicídio, constatou-se que problemas de saúde, incluindo cânceres, contribuíram para 62% dos casos.[6]

O diagnóstico de câncer costuma ser assustador, e os tratamentos que ele envolve podem ser traumáticos, tanto física quanto psicologicamente.[1] Fatores como dor mal controlada, estágio avançado da doença e prejuízo físico podem contribuir para a suicidabilidade.[7]

Desejo de morte, ideação e planejamento suicidas podem ser fatores preditores de tentativas e de suicídios completos. O desejo de morte se refere à vontade de morrer, mas sem a intenção de provocar a própria morte. Em geral, vem com a ideia de que se o indivíduo morresse, seu sofrimento acabaria. Na ideação suicida, existe o pensamento de acabar com a própria vida, e no planejamento suicida, esse pensamento já é mais elaborado, havendo inclusive um plano de como isso pode ser feito. Na avaliação psiquiátrica de pacientes com câncer, é de grande importância avaliar ativamente se existe risco de suicídio e quais os fatores associados, para uma abordagem terapêutica efetiva.

Epidemiologia

No mundo todo, em torno de 1 milhão de pessoas morrem a cada ano por suicídio.[8] Estudos apontam que o risco de suicídio entre pacientes com câncer é de 1,5 a 12 vezes maior do que na população em geral.[9] Em um estudo populacional recente com cerca de 1 milhão de pacientes com câncer na Áustria, Vyssoki e colaboradores[5] encontraram um aumento significativo do risco relativo de suicídio nesses indivíduos. O risco de suicídio variou com o tempo desde o diagnóstico, a gravidade da doença e a localização do tumor.[2-5] Em um estudo populacional na Suécia, foi relatado um risco relativo de suicídio de 3,1 no primeiro ano após o diagnóstico de câncer em relação à população sem câncer.[4] Estudo semelhante na Noruega também mostrou maior risco de suicídio entre pacientes diagnosticados com câncer no primeiro ano de seguimento.[3]

Uma revisão sobre a prevalência de ideação suicida em pacientes com câncer observou que as taxas variam entre 0,8 e 71%, em um total de 11 estudos analisados.[1] Na população geral, a incidência de ideação suicida varia entre 1,1 e 19,8%.[10] A grande variação nos achados de prevalência de ideação suicida foi atribuída a diferenças entre as populações avaliadas, métodos de medição e variação ao longo do tempo de seguimento.[11] De fato, quando se consideraram apenas estudos que não foram feitos com populações psiquiátricas específicas e com metodologia adequada, excluindo-se um estudo que encontrou elevada prevalência, a prevalência de ideação suicida ficou entre 8 e 17,7%, comparável com o observado na população geral.[1] A localização do tumor e o prognóstico da doença modulam o risco relativo não apenas de suicídio, como também de ideação suicida, mas os mecanismos pelos quais a localização do tumor influencia nesses desfechos não estão claros.[1]

Há uma variedade de resultados quando se tentam identificar os principais sítios tumorais associados a risco aumentado de suicídio. O tipo e o prognóstico de câncer foram identificados em diversos estudos como tendo impacto no risco relativo de suicídio ou ideação suicida. Misono e colaboradores[12] constataram que o risco de suicídio era maior entre pacientes com câncer de pulmão e brônquios (taxa de motalidade padronizada [SMR, do inglês *standardized mortality ratio*] = 5,74), estômago (SMR = 4,68) e cabeça e pescoço (cavidade oral e faringe, SMR = 3,66, e laringe, SMR = 2,83).[1] Em um estudo realizado na Dinamarca, observaram-se maiores taxas de suicídio em pacientes com câncer do trato respiratório e de mama;[13] na Noruega, encontrou-se uma taxa mais elevada entre pacientes com cânceres respiratórios e de orofaringe;[3] na Suécia, os cânceres de esôfago, pâncreas e de trato respiratório foram os mais associados a suicídio.[14] De maneira geral, o risco de suicídio parece ser maior em pacientes com câncer de pulmão e do trato respiratório, cânceres da cavidade oral e orofaringe e cânceres do trato digestório, como estômago, esôfago e pâncreas, na maioria dos estudos.[5,12]

Não é claro o motivo de alguns tipos de câncer se associarem a um risco maior de suicídio do que outros, embora isso possa estar relacionado a um pior prognóstico, à doença avançada ou a dificuldades específicas para o controle da dor ou de outros sintomas, em particular dispneia.[1] Yousaf e colaboradores[13] observaram que pacientes com câncer de mama tinham risco aumentado se comparados a outros cânceres similarmente com um bom prognóstico. Llorente e colaboradores[15] encontraram um risco maior em homens com câncer de próstata do que se tinha ideia previamente. Kendal e colaboradores[16] constataram que o risco de suicídio era maior entre pacientes com câncer de cabeça e pescoço e mieloma, e que esse risco era aumentado entre os pacientes com câncer de cabeça e pescoço se a cirurgia fosse contraindicada.

É difícil avaliar o papel das comorbidades médicas e psiquiátricas, que podem tanto aumentar a incidência de câncer (como tabagismo e uso de álcool), como também podem estar diretamente associadas com um risco maior de suicídio. O uso de álcool e tabaco tem sido associado a uma elevação do risco de suicídio, embora a força dessa associação varie muito, dependendo do estudo. O uso de álcool e tabagismo são comuns em pacientes com câncer de pulmão e de cabeça e pescoço, e isso deve contribuir em parte para o aumento do risco de suicídio entre esses pacientes.[12]

Etiologia

Na população geral, sabe-se que os fatores de risco para suicídio incluem história prévia de tentativa de suicídio, diagnóstico de transtorno mental, transtorno de personalidade, dependência de substâncias e gênero masculino, além de existência de condição médica crônica e debilitante.[1] Os fatores de risco para suicídio completo (êxito suicida) na população geral incluem sexo masculino, separação marital, divórcio ou viuvez, desemprego, história de doença psiquiátrica ou abuso de substâncias e doença física.[9]

Alguns fatores de risco são mais frequentemente identificados entre pacientes com câncer do que outros, como depressão, sentimento de desesperança, prejuízo de funcionalidade física, tempo desde o diagnóstico e tipo de câncer. Também importantes, porém menos relatados, são os seguintes fatores: saúde, comorbidades, etnia, gênero, suporte social, dor, prognóstico da doença e estágio do câncer no diagnóstico.[1] O **Quadro 7.1** resume os fatores de risco para suicídio e os fatores que devem ser especificamente investigados em pacientes com diagnóstico de câncer.

Estudos que investigaram causas relacionadas ao desfecho de suicídio entre indivíduos com câncer encontraram estressores físicos, psicológicos e existenciais, como dor, perda de funcionalidade física, depressão e perda da independência e da autonomia.[17] Outro estudo também chamou a atenção para o estágio avançado da doença e o uso de quimioterápicos específicos.[7]

Por fim, alguns estudos prévios sugerem que os diagnósticos de depressão e *delirium* podem ser relacionados a aumento da incidência de desejo de morte e ideação suicida em pacientes com câncer e que, por sua vez, estariam relacionados a uma maior taxa de suicídio.[18,19]

Abordagem

O manejo do paciente com câncer e logo após uma tentativa de suicídio ou com risco iminente de tentativa não difere substancialmente do manejo feito com pacientes suicidas de maneira geral. É importante estabelecer as seguintes metas:[20]

- Estabilização da condição clínica.
- Redução imediata do risco e estabelecimento de plano de tratamento.
- Manejo de fatores relacionados e dos transtornos psiquiátricos.
- Monitoramento e seguimento.

QUADRO 7.1 | Fatores de risco para suicídio

Fatores de risco para suicídio na população geral
- Idade > 60 anos
- Tentativas de suicídio prévias
- História familiar de suicídio
- Sexo masculino
- Diagnóstico de transtorno psiquiátrico
- Condição médica crônica e debilitante

Fatores associados à ideação, ao planejamento e à tentativa de suicídio em pacientes com câncer
- Síndrome de desmoralização (desespero, desesperança, dependência, perda de significado)
- Desesperança
- Transtorno depressivo
- Transtorno de adaptação (com características depressivas ou ansiosas)
- Transtornos da personalidade
- *Delirium*
- Déficit cognitivo (comportamento impulsivo)
- Diagnóstico de câncer recente (< 1 ano)
- Estágio avançado
- Mau prognóstico
- Sítio tumoral (pulmão, pâncreas, estômago, esôfago, cabeça e pescoço, próstata)
- Dor mal controlada
- Outros sintomas físicos mal controlados (p. ex., fadiga, dispneia)
- Número e gravidade de sintomas físicos
- Baixo suporte social

Após garantir que a condição clínica do paciente esteja estabilizada, é preciso decidir se o paciente necessitará de internação hospitalar ou não, e onde essa internação deverá ser feita. Nos serviços oncológicos em que não há leitos para internação psiquiátrica, se não existir indicação de internação oncológica e caso seja identificado o risco alto de tentativa de suicídio, deve-se considerar o encaminhamento para um serviço de internação psiquiátrica.

Os fatores associados a alto risco de nova tentativa de suicídio incluem:

- Tentativa com método altamente letal.
- Medidas tomadas para evitar que alguém descubra a tentativa.
- Manutenção da ideação suicida ou desapontamento com relação ao insucesso desta.
- Inabilidade para discutir aberta e honestamente a tentativa e o que a precipitou.
- Impossibilidade de discutir um plano de segurança.
- Falta de alternativas para um monitoramento e tratamento adequados.
- Existência de transtornos mentais subjacentes.
- Agitação.
- Impulsividade.
- Desesperança intensa.
- Baixo suporte social.

Enquanto o paciente aguarda para ser internado, ele deve ser mantido em um local seguro, e um membro da equipe deve permanecer junto a ele para garantir a observação constante. Familiares podem ficar com ele se o paciente desejar. Em casos de agitação psicomotora, o manejo adequado por equipe treinada deve ser implementado.

A internação será voluntária se houver concordância do paciente com a conduta ou involuntária caso ele se oponha a ela. Em alguns casos, uma vez identificado o baixo risco de nova tentativa, pode-se optar por permitir que o paciente vá para casa, desde que os familiares se comprometam com a vigilância e a segurança dele.

Em seguida, é importante identificar a presença de um transtorno psiquiátrico subjacente, buscando iniciar o tratamento adequado o mais rápido possível. Um cuidado fundamental na escolha de psicotrópicos em pacientes oncológicos com ou sem outras comorbidades clínicas é a avaliação dos potenciais efeitos colaterais e interações com outras medicações que o indivíduo venha usando para evitar iatrogenias, mas esse é um tema que é abordado no Capítulo 9, Particularidades da psicofarmacologia no paciente oncológico.

Situações especiais

A temática do suicídio em pacientes com câncer ou com outras doenças crônicas é frequentemente associada às discussões sobre eutanásia e suicídio assistido. A eutanásia consiste em uma pessoa, em geral um médico, ativa e intencionalmente, dar fim à vida de um paciente por alguma intervenção médica, como, por exemplo, a injeção de um relaxante neuromuscular.[21,22] No suicídio assistido, drogas letais são prescritas ou fornecidas pelo médico a pedido do paciente, e o próprio paciente as administra a si mesmo, com o objetivo de acabar com sua vida.

Vários países permitem a prática da eutanásia e o suicídio assistido, como Holanda, Bélgica, Luxemburgo, Colômbia e Canadá. O suicídio assistido por médicos, mas não a eutanásia, é permitido em alguns estados dos Estados Unidos e na Suíça.[23] No Brasil, ambas as práticas são proibidas. Por meio de seu artigo 122, o Código Penal proíbe o ato de "induzir ou instigar alguém a suicidar-se ou prestar-lhe auxílio para que o faça".

Existe uma grande variação nas regras de cada país que permite o suicídio assistido ou a eutanásia com relação à: 1) idade a partir da qual é permitido o procedimento; 2) necessidade de um diagnóstico de doença terminal; e 3) presença de um sofrimento físico ou mental insuportável. Em muitos lugares, exige-se que o paciente esteja mentalmente são para tomar essa decisão.

Na Suíça, o suicídio assistido pode ser solicitado por indivíduos que tenham um diagnóstico de doença terminal, ou um sofrimento insuportável ou ainda uma incapacidade irreversível. Pessoas nessas condições podem se associar a instituições que realizam esses procedimentos em casa ou nas instalações próprias, e o procedimento pode ser acompanhado por familiares ou pessoas próximas ao indivíduo.[24]

No Brasil, defende-se a prática da ortotanásia (ou "morte correta"), que visa dar ao paciente gravemente enfermo, e em circunstâncias de uma doença terminal e irreversível, o direito de morrer com dignidade, sem obrigá-lo ao uso de meios desproporcionais que prolonguem artificialmente a vida, em respeito à sua vontade.[25] No Art. 1º da Resolução do Conselho Federal de Medicina (CFM) 1.805/2006,[25] determina-se que: "É permitido ao médico limitar ou suspender procedimentos e tratamentos que prolonguem a vida do doente em fase terminal, de enfermidade grave e incurável, respeitada a vontade da pessoa ou de seu representante legal". Na mesma resolução, ressalta-se que o paciente tem direito a receber todos os cuidados necessários para aliviar seu sofrimento e garantir seu conforto físico, psíquico, social e espiritual, de modo a minimizar seu desconforto no fim de sua vida.

À ortotanásia se opõe a chamada "distanásia", que seria uma morte difícil ou penosa, na qual se prolonga o processo da morte, por meio de tratamento que apenas mantém a vida biológica do paciente, sem qualidade de vida e sem dignidade.[26]

Referências

1. Robson A, Scrutton F, Wilkinson L, McLeod F. The risk of suicide in cancer patients: a review of the literature. Psychooncology 2010;19(12): 1250-8.

2. Louhivouri KA, Hakama M. Risk of suicide among cancer-patients. Am J Epidemiol 1979;109(1):59-65.

3. Hem E, Loge JH, Haldorsen T, Ekeberg O. Suicide risk in cancer patients from 1960 to 1999. J Clin Oncol. 2004;22(20):4209-16.

4. Fang F, Fall K, Mittleman MA, Sparén P, Ye W, Adami HO, et al. Suicide and cardiovascular death after a cancer diagnosis. N Engl J Med. 2012;366(14):1310-8.

5. Vyssoki B, Gleiss A, Rockett IRH, Hackl M, Leitner B, Sonneck G, et al. Suicide among 915,393 Austrian cancer patients: who is at risk? J Affect Disord. 2015;175:287-91.

6. Harwood D, Hawton K, Hope T, Harriss L, Jacby R. Life problems and physical illness as risk factors for suicide in older people: a descriptive and case-control study. Pychol Med. 2006; 36(9):1265-74.

7. Labisi O. Suicide risk assessment in the depressed elderly patient with cancer. J Gerontol Soc Work. 2006;47(1/2):17-25.

8. Goldsmith SK, Pellmar TC, Kleinman AM, Bunney WE, editors. Reducing Suicide: a national imperative. Washington: Institute of Medicine National Academies; 2002.

9. Leung YW, Li M, Devins G, Zimmermann C, Rydall A, Lo C, Rodin G. Routine screening for suicidal intention in patients with cancer. Psychooncology. 2013;22(11):2537-45.

10. Casey P, Dunn G, Kelly BD, Lehtinen V, Dalgard OS, Dowrick C et al. The prevalence of suicidal ideation in the general population: results from the Outcome of Depression International Network (ODIN) study. Soc Psychiatry Psychiatr Epidemiol. 2008; 43(4):299-304.

11. Akechi T., Okuyama T, Sugawara Y, Nakano T, Shima Y, Uchitomi Y. Suicidality in terminally ill Japanese patients with cancer: prevalence, patient perceptions, contributing factors, and longitudinal changes. Cancer. 2003; 100(1):183-191.

12. Misono S, Weiss NS, Fann JR, Redman M, Yueh B. Incidence of suicide in persons with cancer. J Clin Oncol. 2008;26(29):4731-8.

13. Yousaf U, Christensen ML, Engholm G, Storm HH. Suicides among Danish cancer patients, 1971-1999. Br J Cancer. 2005;92(6):995-1000.

14. Björkenstam C, Edberg A, Ayoubi S, Rosén M. Are cancer patients at higher suicide risk than the general population? Scand J Public Health. 2005;33(3):208-14.

15. LLorente MD, Burke M, Gregory GR, Bosworth HB, Grambow SC, Horner RD et al. Prostate cancer: a significant risk factor for late-life suicide. Am J Geriatr Psychiatry. 2005;13(3):195-201.

16. Kendal WS. Suicide in cancer: a gender- comparative study. Ann Oncol. 2007;18(2):381-7.

17. Akechi T, Nakano T, Akizuki N, Nakanishi T, Yoshikawa E, Okamura H, et al. Clinical factors associated with suicidality in cancer patients. Jpn J Clin Oncol 2002;32(12)506-11.

18. Chochinov HM, Wilson KG, Enns M, Mowchun N, Lander S, Lewitt M et al. Desire for death in the terminally ill. Am J Psychiatry. 1995;152(8):1185-91.

19. Baile WF, DiMaggio JR, Schapira DV, Janofsky JS. The request for assistance in dying. Cancer. 1993;72(9):2786-91.

20. Jacobs DG, Baldessarini RJ, Conwell Y, Fawcett JA, Horton L, Meltzer, H et al. Practice guideline for the assessment and treatment of patients with suicidal behaviors. Am J Psychiatry. 2003;160(11 Suppl):1-60.

21. Physician-assisted suicide: towards comprehensive understanding: report of the Task Force on Physician-assisted Suicide of the Society for Health and Human Values. Acad Med. 1995;70 (7):583-90.

22. Emanuel EJ. Euthanasia: historical, ethical, and empiric perspectives. Arch Intern Med. 1994;154 (17):1890-901.

23. Emanuel EJ, Onwuteaka-Philipsen BD, Urwin JW, Cohen J. Attitudes and Practices of Euthanasia and Physician Assisted Suicide. JAMA. 2016;316(1):79-90.

24. Dignitas: to live with dignity, to die with dignity [Internet]. Switzerland: Dignitas; 2019 [capturado em 29 jun. 2019]. Disponível em: http://www.dignitas.ch/?lang=en

25. Conselho Federal de Medicina. Resolução nº 1.805/2006 normatiza a Ortotanásia [Internet]. Brasília: CFM; 2006 [capturado em 29 jun. 2019]. Disponível em: http://www.portalmedico.org.br/resolucoes/cfm/2006/1805_2006.htm

26. Pessini L. Distanásia: até quando investir sem agredir? Rev Bioet. 2009;4(1):1-11.

AGITAÇÃO PSICOMOTORA NO CONTEXTO ONCOLÓGICO

8

Hermes Marcel de Oliveira e Alcantara
Simone M. de Santa Rita Soares

A agitação psicomotora (APM) é um estado de atividade psicomotora desorganizada e desprovida de direcionamento, com excitação mental importante e que ocorre em vários transtornos mentais. Pode manifestar-se em decorrência de diversos quadros clínicos e psiquiátricos (é frequente em casos de *delirium* e psicoses), podendo culminar em agressividade e comportamento violento. A ocorrência de agitação prolonga a permanência no hospital, elevando os custos associados à internação.[1]

Fenômenos de agitação são frequentes em quadros psiquiátricos, mas dados sobre APM no contexto oncológico são escassos na literatura. Propõe-se aqui um panorama mais detalhado do fenômeno: epidemiologia, etiologia, abordagem e complicações relacionadas.

Epidemiologia

Na população geral, a APM é mais observada em pacientes jovens do sexo masculino.

Há poucos dados na literatura sobre agitação em pacientes não psiquiátricos. Nessa população, a maior parte dos dados refere-se a quadros de agitação em pacientes em *delirium*.

A contenção mecânica é altamente prevalente em pacientes sob intubação orotraqueal em unidade de terapia intensiva (UTI), sendo que até 75% dos adultos nessas condições são contidos ao menos uma vez no período de internação.[2] Um estudo multicêntrico francês indicou que a contenção mecânica foi utilizada ao menos uma vez em mais de 50% dos pacientes em ventilação mecânica e que, na maior parte dos centros, a contenção foi mantida por mais de metade do tempo em que o paciente permaneceu intubado.[3]

Etiologia

Diversas são as causas que podem resultar em episódios de APM, sendo imprescindível ressaltar que doenças orgânicas comumente podem provocar alterações comportamentais. O **Quadro 8.1** lista transtornos psiquiátricos e causas orgânicas que costumam estar relacionados com APM na população geral.

QUADRO 8.1 | Transtornos psiquiátricos e causas orgânicas relacionados com agitação psicomotora

Transtornos psiquiátricos	Causas orgânicas
• Intoxicação ou abstinência (p. ex., álcool, estimulantes, anticolinérgicos) • Psicose (p. ex., mania, esquizofrenia, transtorno delirante, depressão) • Transtornos graves da personalidade (p. ex., transtorno da personalidade histriônica, *borderline* e antissocial) • Retardo mental • Epilepsia • Síndromes catatônicas	• *Delirium* por condições médicas (p. ex., hipóxia, doenças tireoideanas, acidose, traumatismo craniencefálico, infecções, sepse) • Hipotermia e hipertemia • Sangramento • Meningite • Acidente vascular encefálico • Síndromes cerebrais orgânicas • Encefalopatia hepática • Hiperglicemia e hipoglicemia • Uremia • Dor não controlada • Intoxicações exógenas (p. ex., medicamentos, pesticidas, solventes, etc.) • Tumores cerebrais • Hiperparatireoidismo • Doença de Wilson • Doença de Huntington

Fonte: Modificado de Mantovani e colaboradores.[4]

Abordagem da agitação psicomotora

O manejo da agitação no paciente oncológico segue as mesmas diretrizes da abordagem da APM no paciente psiquiátrico. Tendo em vista o melhor manejo dos quadros de APM no Instituto do Câncer do Estado de São Paulo (Icesp), foi elaborado um protocolo que contou com a participação de equipe multidisciplinar. Esse protocolo serviu como base para a abordagem descrita no presente capítulo.

O primeiro passo é propiciar a segurança da equipe de saúde e oferecer o tratamento apropriado ao paciente agitado. Muitas vezes, inicia-se a abordagem por medidas comportamentais e não farmacológicas, como a intervenção verbal e o manejo ambiental, incluindo a limitação do espaço. Caso essas medidas não surtam o efeito desejado, justifica-se a intervenção com contenção química e/ou mecânica.

O manejo medicamentoso é realizado de maneira mais adequada quando a causa desencadeante do quadro de agitação é conhecida, o que nem sempre é possível na prática clínica. A diretriz da American Association for Emergency Psychiatry sugere medicações com o objetivo de reduzir a agitação, idealmente sem induzir a sedação do paciente.[5]

A administração das medicações no momento correto é crucial, já que uma prescrição precoce pode mascarar a apresentação psicopatológica e a evolução do quadro psiquiátrico, mas o atraso pode colocar tanto o paciente quanto a equipe em risco, em decorrência do comportamento violento que pode advir da crise.

O manejo do paciente com APM e/ou agressivo está esquematizado na **Figura 8.1**.

Abordagem imediata: garantia de segurança

Diversos cuidados podem ser tomados com pacientes agitados ou violentos, a fim de preservar a segurança durante a interação, como os sugeridos a seguir:

- Evitar ficar a sós em uma sala com o paciente.
- Manter a porta do quarto aberta durante o atendimento, a fim de facilitar a evasão do membro da equipe ou do paciente, caso um dos dois se sinta acuado.
- Deixar um segurança na porta, para evitar a evasão hospitalar do paciente.

Pacientes com agitação psicomotora

↓

Manejo verbal + manejo terapêutico relacionado ao ambiente
Se possível,
Se o uso de medicação for necessário, tentar administrar medicação VO

↓

◇ **A tranquilização e/ou medicação VO foram eficientes?**

— Sim → **Monitoramento do paciente** Avaliação completa Planejamento multidisciplinar da assistência

— Não ↓

◇ **Paciente oferece risco para si e/ou demais pessoas?**

— Sim → **Enfermagem inicia atendimento e aciona o médico (Restrição mecânica + intervenção farmacológica)** → **Enfermagem deverá:** Abrir ficha de notificação. Registrar nível de consciência, condição de membro restrito e frequência respiratória de 1/1 hora. Se familiar presente, anotar ciência e autorização dele. Se familiar ausente, anotar ausência e obter autorização tão logo quanto possível → ◇ **Paciente mais calmo?** — Sim → **Monitoração do paciente** Avaliação completa Planejamento multidisciplinar da assistência — Não ↑ (retorna)

— Não ↓

◇ **Consegue permanecer no leito sem supervisão constante?**

— Sim → **Intervenção farmacológica** Manejo verbal, se indicado ↑

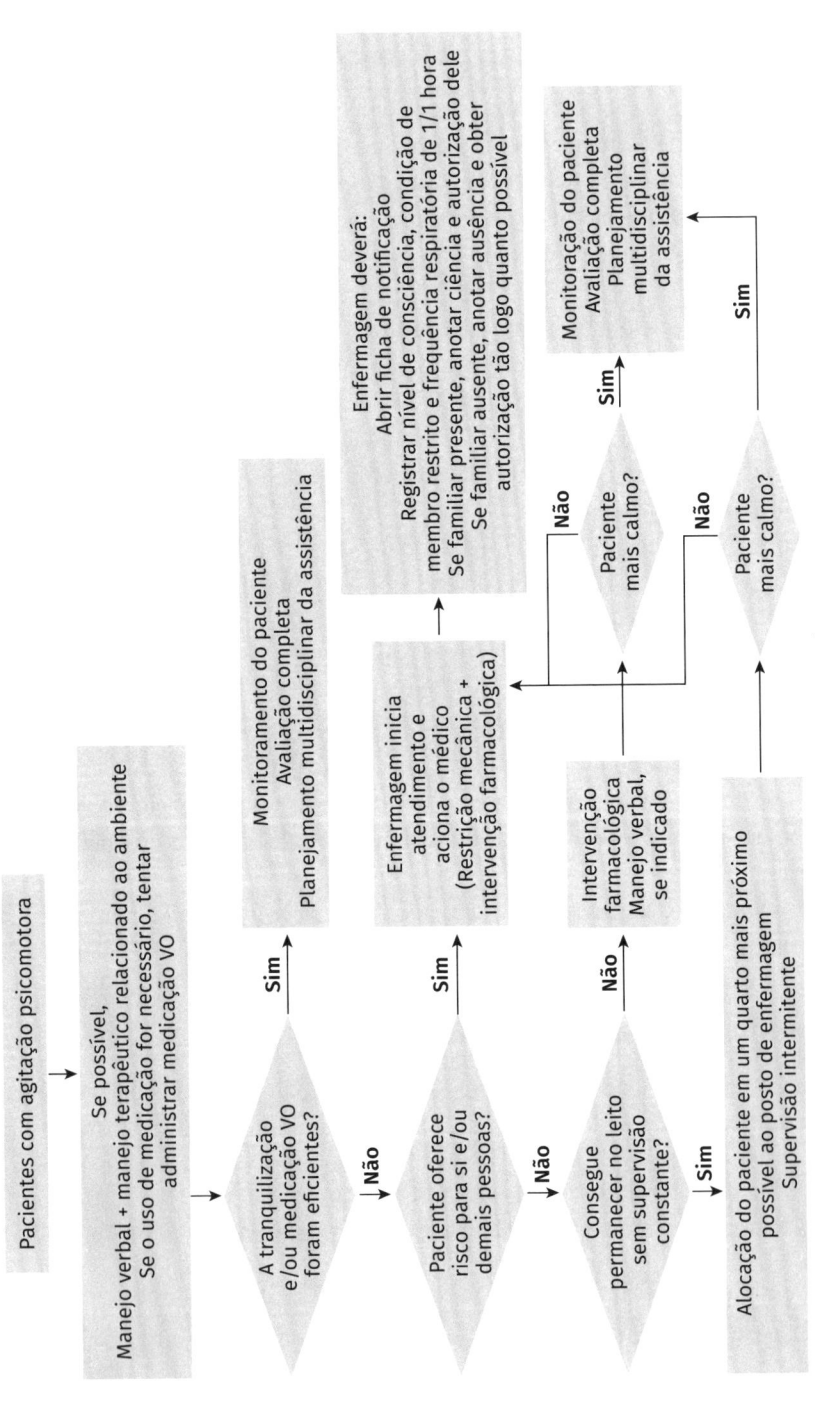

— Não → **Alocação do paciente em um quarto mais próximo possível ao posto de enfermagem** Supervisão intermitente → ◇ **Paciente mais calmo?** — Sim → (Monitoração do paciente / Avaliação completa / Planejamento multidisciplinar da assistência) — Não ↑

FIGURA 8.1 | Manejo do paciente com agitação psicomotora e/ou agressivo.
Fonte: Icesp.

- Identificar-se claramente como funcionário do hospital e membro da equipe assistente do paciente, a fim de tranquilizá-lo.
- Evitar o contato físico com o paciente hostil.

Manejo verbal

Esta é a primeira tentativa de controle do quadro de agitação, exceto quando o paciente já demonstra comportamento violento, situação em que já se pode prosseguir com a contenção química e/ou mecânica.

A abordagem verbal deve ser feita de forma tranquila, com um discurso que ofereça calma e em tom de voz baixo, dentro do possível, e o profissional de saúde deve manter-se calmo diante de provocações e colocações inadequadas por parte do paciente.

A comunicação deve ser direta, compreensiva, calma, porém persuasiva e firme, deixando claros os limites e as principais questões relacionadas ao tratamento. Além disso, os profissionais de saúde devem mostrar ao paciente em APM e/ou agressivo que ele será ajudado e estará seguro.

Manejo terapêutico relacionado ao ambiente

É importante evitar estímulos que possam aumentar a APM e/ou agressividade, proporcionando um ambiente o mais tranquilo possível, com espaço físico organizado de modo a aumentar a segurança do próprio paciente e da equipe assistencial.

Algumas medidas podem favorecer a diminuição desses estímulos, como redução de sons de maneira geral, transferência de leito, deixando o paciente, só, em um quarto (se possível), restrição de algumas visitas, entre outras. Os pacientes em risco precisam ser alocados em ambiente de fácil acesso e monitoramento pela equipe de enfermagem, com a garantia de um bom padrão de sono e repouso.

Diante do insucesso das abordagens verbais e ambientais no controle da APM e/ou agressividade, o médico é acionado para a continuidade do manejo do paciente, avaliando a possibilidade de contenção química e/ou mecânica. Caso se trate de uma situação clínica mais emergencial, na qual não é possível esperar que o médico chegue à unidade, o enfermeiro e a equipe assistencial iniciam o procedimento de contenção mecânica enquanto o médico é acionado.

Contenção física

Sua finalidade é a imobilização física do paciente agitado feita por um ou mais membros da equipe de saúde envolvidos na assistência, sem o uso de dispositivos de contenção mecânica. A contenção física é mantida até a tomada de decisão clínica.[6]

Contenção mecânica

Na contenção mecânica, são usados dispositivos para imobilização no leito, a fim de se obter a segurança do paciente agitado e/ou agressivo. A contenção mecânica também visa a segurança de terceiros e do ambiente no qual o paciente está inserido.[6]

Nos casos de contenção mecânica, eticamente, preconiza-se sempre a medicação do paciente, para que ele não se machuque com as faixas de contenção e se minimize o sofrimento psíquico que ele experimenta por estar privado de sua mobilidade. A contenção mecânica sem sedação está associada às paramnésias – como falsificações ou recordações delirantes – e ao transtorno de estresse pós-traumático (TEPT) em pacientes de UTI.[7]

O paciente deve permanecer contido o menor tempo possível, preconizando-se o monitoramento pela enfermagem durante todo o processo, com regularidade de no máximo 1 hora, assegurando-se a sua retirada assim que o paciente estiver mais calmo.[8] A retirada é feita de modo gradual, visando a segurança do paciente e de terceiros.

Cabe ressaltar que a contenção mecânica não é isenta de eventos adversos, cujo conhecimento ajuda a minimizar a possibilidade de ocorrência ou o impacto deles: asfixia, estrangulamento, eventos cardiológicos ou respiratórios, complicações induzidas por medicações, úlceras de pressão, maior risco de infecções, coagulações ou embolias. A maior parte dos acidentes ocorre no momento em que o paciente já está contido, ou, então, quando a equipe opta por não conter o paciente, embora ele esteja em risco.

A contenção mecânica é prescrita pelo médico no prontuário do paciente junto com a sua justificativa clínica.[9]

Sempre que possível, o paciente e a sua família devem ser comunicados quanto ao procedimento de contenção mecânica a ser realizado. Caso a família não esteja presente no momento da instalação da contenção mecânica, ela deve ser orientada sobre a intervenção feita assim que comparecer na unidade. Se houver necessidade, o Serviço Social pode convocar a família.[9]

Contenção química (manejo farmacológico)

A contenção química é a medida terapêutica na qual são utilizados medicamentos para tranquilização rápida do paciente e redução significativa de sintomas de agitação e agressividade, sem a indução da sedação mais profunda ou prolongada, mantendo-se o paciente tranquilo, porém responsivo.

Não existe um consenso sobre qual a melhor medicação a ser empregada nos casos de APM, mas três classes de fármacos são bastante usadas: os benzodiazepínicos, os antipsicóticos típicos e os atípicos. Existem três formas de administração das medicações: via oral (VO), intramuscular (IM) e intravenosa (IV). A primeira escolha, quando possível, é o uso de medicação via oral (se o paciente aceita o uso), sendo a eficácia semelhante ou superior à do uso de medicação injetável na redução da agitação.

As medicações abordadas a seguir têm por objetivo minimizar o episódio de APM e estão disponíveis na rede pública. Entretanto, a causa desencadeante do processo deve ser logo identificada, a fim de se adotar o tratamento correto.

O manejo medicamentoso do paciente com APM e/ou agressivo está esquematizado na **Figura 8.2**.[5]

O haloperidol, em especial se administrado IV, tem potencial de alargamento do intervalo QTc, fator de risco para *torsades de pointes*, em especial em pacientes com problemas cardíacos, desequilíbrios hidreletrolíticos (hipocalemia, hipomagnesemia) e hipotireoidismo. Por isso, recomenda-se o monitoramento com eletrocardiograma em pacientes que utilizarem dose maior ou igual a 10 mg, IV, ou 15 mg, IM.

Outros antipsicóticos de segunda geração, como a olanzapina e a risperidona, também podem ser usados no controle da agitação, mas não constam no protocolo de APM do Icesp por não estarem disponíveis no hospital. O aripiprazol demonstra menor eficácia do que os demais antipsicóticos de segunda geração no controle da agitação, e a quetiapina apresenta maior risco de hipotensão ortostática, sobretudo em pacientes com depleção de volume, motivo pelo qual essas duas medicações são menos recomendadas em pacientes oncológicos.[5]

Manejo farmacológico de pacientes agitados e com risco de danos para si e outros

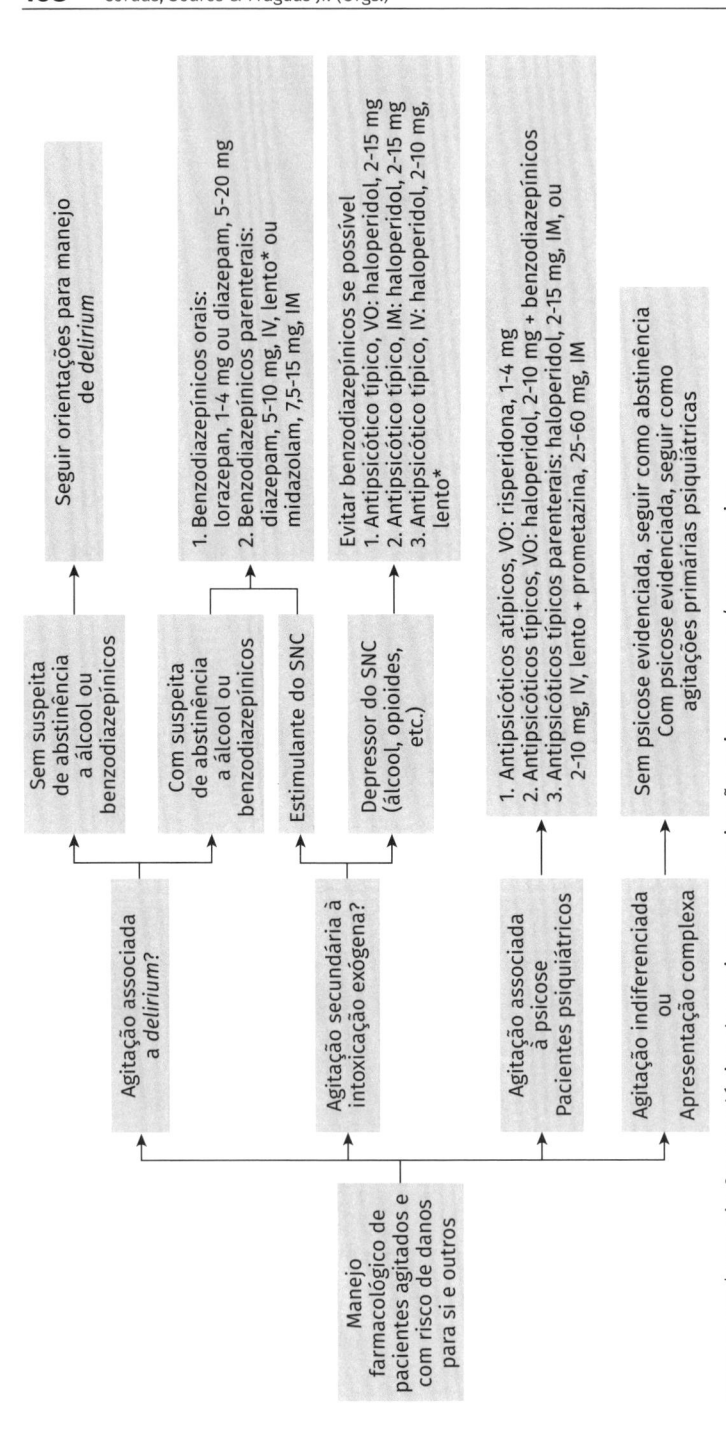

- **Agitação associada a *delirium*?**
  - Sem suspeita de abstinência a álcool ou benzodiazepínicos → Seguir orientações para manejo de *delirium*
  - Com suspeita de abstinência a álcool ou benzodiazepínicos →
    1. Benzodiazepínicos orais: lorazepam, 1-4 mg ou diazepam, 5-20 mg
    2. Benzodiazepínicos parenterais: diazepam, 5-10 mg, IV, lento* ou midazolam, 7,5-15 mg, IM

- **Agitação secundária à intoxicação exógena?**
  - Estimulante do SNC →
    1. Benzodiazepínicos orais: lorazepam, 1-4 mg ou diazepam, 5-20 mg
    2. Benzodiazepínicos parenterais: diazepam, 5-10 mg, IV, lento* ou midazolam, 7,5-15 mg, IM
  - Depressor do SNC (álcool, opioides, etc.) → Evitar benzodiazepínicos se possível
    1. Antipsicótico típico, VO: haloperidol, 2-15 mg
    2. Antipsicótico típico, IM: haloperidol, 2-15 mg
    3. Antipsicótico típico, IV: haloperidol, 2-10 mg, lento*

- **Agitação associada à psicose / Pacientes psiquiátricos**
  1. Antipsicóticos atípicos, VO: risperidona, 1-4 mg
  2. Antipsicóticos típicos, VO: haloperidol, 2-10 mg + benzodiazepínicos
  3. Antipsicóticos típicos parenterais: haloperidol, 2-15 mg, IM, ou 2-10 mg, IV, lento + prometazina, 25-60 mg, IM

- **Agitação indiferenciada ou Apresentação complexa**
  - Sem psicose evidenciada, seguir como abstinência
  - Com psicose evidenciada, seguir como agitações primárias psiquiátricas

FIGURA 8.2 | Manejo farmacológico do paciente com agitação psicomotora e/ou agressivo.

*IV, lento = 0,5-1 mL/minuto.
IM, intramuscular; IV, intravenosa; SNC, sistema nervoso central; VO, via oral.
Fonte: Modificado de Mantovani e colaboradores.[4]

Situações especiais

Em pacientes clínicos, a contenção mecânica é frequentemente usada para evitar a retirada de dispositivos, como cateteres, sondas e tubo da ventilação mecânica. No entanto, a literatura não é uniforme ao indicar que a contenção é efetiva para impedir a retirada acidental do dispositivo.[2] Além do mais, há evidência de que a contenção é utilizada por mais tempo que o necessário. Um estudo multicêntrico avaliando a contenção mecânica em pacientes em 121 UTIs francesas mostrou que em 29% delas a contenção era empregada por mais de 50% dos pacientes acordados, calmos e cooperativos.[3]

Cuidados especiais são adotados para os pacientes com risco ou já com diagnóstico de trombose venosa profunda ou fratura patológica, bem como para os que tenham a necessidade de movimentação em bloco. Nesses casos, deve-se evitar a restrição mecânica do membro fraturado ou com risco de fratura, estando recomendada a discussão com a equipe médica sobre a melhor conduta a ser tomada, incluindo a possibilidade de contenção química.

Referências

1. Cots F, Chiarello P, Pérez V, Gracia A, Becerra V. Hospital costs associated with agitation in the acute care setting. Psychiatr Serv. 2016;67(1):124-7.

2. Rose L, Dale C, Smith OM, Burry L, Enright G, Fergusson D, et al. A mixed-methods systematic review protocol to examine the use of physical restraint with critically ill adults and strategies for minimizing their use. Syst Rev. 2016; 5(1):194-201.

3. De Jonghe B, Constantin J, Chanques G, Capdevila X, Lefratn J, Outin H, Mantz J; Group Interfaces Sédation. Physical restraint in mechanically ventilated ICU patients: a survey of French practice. Intensive Care Med 2013; 39(1):31-37.

4. Mantovani C, Migon MN, Alheira FV, Del-Ben CM. Manejo de paciente agitado ou agressivo. Rev Bras Psiquiatr. 2010; 32(Supl II):96-103.

5. Wilson MP, Pepper D, Currier GW, Holloman GH Jr, Feifel D. The psychopharmacology of agitation: consensus statement of the american association for emergency psychiatry project Beta psychopharmacology workgroup. West J Emerg Med. 2012;13(1):26-34.

6. Conselho Regional de Medicina do Estado de São Paulo. Parecer nº175956, de 28 de abril de 2015. Sobre quais profissionais são habilitados para a contenção psiquiátrica e composição das equipes para atendimento de urgência ou emergência psiquiátrica [Internet]. São Paulo: Cremesp; 2015 [capturado em 29 jun. 2019]. Disponível em: http://www.cremesp.org.br/?siteAcao=Pareceres&dif=a&ficha=1&id=13176&tipo=PARECER&orgao=Conselho%20Regional%20de%20Medicina%20do%20Estado%20de%20S%C3%A3o%20Paulo&numero=175956&situacao=&data=28-04-2015

7. Buchanan A. Delusional memories: first-rank symptoms? Br J Psychiatry 1991;159 (4):472-474

8. Conselho Federal de Enfermagem. Resolução nº 427/2012, de 07 de maio de 2012. Normatiza os procedimentos de enfermagem no emprego de contenção mecânica de pacientes. [Internet] Brasília: Cofen; 2012 [capturado em 29 jun. 2019]. Disponível em: http://novo.portalcofen.gov.br/resoluo-cofen-n-4272012_9146.html

9. Conselho Federal de Medicina. Resolução nº 1598/2000, de 18 de agosto de 2000. Normatiza o atendimento médico a pacientes portadores de transtorno mental [Internet]. Brasília: CFM; 2000 [capturado em 29 jun. 2019]. Disponível em: http://www.portalmedico.org.br/resolucoes/cfm/2000/1598_2000.htm.

PARTICULARIDADES DA PSICOFARMACOLOGIA NO PACIENTE ONCOLÓGICO

9

Maria Del Pilar Estevez Diz
Simone M. de Santa Rita Soares

No Brasil, as neoplasias malignas já são a segunda causa de morte e, em algumas cidades do país, a primeira.[1] Segundo estimativas do Instituto Nacional do Câncer (Inca), são esperados, para o biênio 2018-2019, 634.880 casos novos por ano, 417.010 se for excluído câncer de pele não melanoma. Entre os homens, as neoplasias malignas mais frequentes são câncer de próstata, pulmão, cólon e reto, estômago, cavidade oral, esôfago, bexiga, laringe, leucemias e sistema nervoso central (SNC). Entre as mulheres, as mais frequentes são câncer de mama, cólon e reto, colo de útero, pulmão, tireoide, estômago, corpo do útero, ovário, SNC e leucemias.[2]

O diagnóstico de câncer pode estar acompanhado de sofrimento físico e emocional, e estima-se que os pacientes oncológicos apresentem altas taxas de estresse e comorbidades psiquiátricas.[3] Além disso, os pacientes com câncer podem experimentar, durante ou após o seu tratamento, síndromes dolorosas decorrentes da doença ou de toxicidades agudas ou tardias desses tratamentos.[4] Tais elementos, em conjunto, aumentam a possibilidade e a necessidade da utilização de fármacos para o controle dos sintomas e melhora da qualidade de vida desses pacientes.

Alguns estudos sugerem que a frequência de transtornos mentais seja maior em pacientes com câncer do que na população em geral, e esse aumento pode persistir por anos após o tratamento.[5,6] Em uma metanálise que incluiu 1.448 pacientes com câncer, pelo menos um transtorno psiquiátrico (transtornos de adaptação, de ansiedade, depressão, somatização, por uso de substâncias, de estresse pós-traumático) foi encontrado em 32% dos pacientes.[7]

Diversos fármacos utilizados durante o tratamento oncológico podem causar distúrbios, como as psicoses induzidas por corticosteroides ou distúrbios cognitivos. A avaliação da saúde mental do paciente com câncer deve ser elemento de atenção da equipe que o assiste.[8] É importante que a etiologia dos sintomas seja claramente identificada, sobretudo para a avaliação de condições que precisam ser especificamente abordadas, como infecções, metástases cerebrais, processos inflamatórios, uso de terapias endócrinas e de corticosteroides.

Alguns sintomas do câncer ou de seu tratamento coincidem com sintomas de quadros psiquiátricos, como fadiga, dor, anorexia, distúrbios do sono e distúrbios cognitivos, levando a diagnóstico e a tratamento, por vezes, equivocados.[9] O uso de fármacos psicotrópicos tem sido indicado para o tratamento adjuvante dos sintomas relacionados ao câncer, como dor, fogachos e fadiga, o que aumenta o risco de polifarmácia e interações medicamentosas indesejadas.

Neste capítulo, são discutidas as principais classes de medicações psicotrópicas usadas na oncologia, suas indicações e interações medicamentosas.

Antidepressivos

A depressão é o transtorno psiquiátrico mais comum em pacientes com câncer,[10] com consequências negativas tanto para os pacientes quanto para seus familiares. Diretrizes têm sido desenvolvidas para o diagnóstico e tratamento deste quadro, mas como a literatura sobre pacientes oncológicos é escassa, de maneira geral são seguidas as diretrizes usadas em pacientes não oncológicos. Além de seu uso em depressão e ansiedade, os antidepressivos são comumente utilizados em oncologia para o tratamento de dor, inapetência, distúrbios do sono, fogachos e fadiga.

Há alguma controvérsia sobre a ação dos antidepressivos em pacientes com câncer. Um estudo mostrou que pacientes que receberam sertralina não tiveram benefício, a não ser que tivessem o diagnóstico prévio de depressão maior, reforçando a ideia de que a eficácia farmacológica está associada à presença de sintomas depressivos de relevância clínica.[11] A ação dos antidepressivos também foi revista em metanálise que demonstrou que, quando há sintomas depressivos, seu uso foi mais efetivo do que o placebo, independente da classe.[12] Entretanto, é necessária atenção para os efeitos adversos no momento da escolha do fármaco e acompanhamento do paciente. Os inibidores seletivos da recaptação de serotonina (ISRSs) são particularmente úteis, por serem bem tolerados e terem poucos efeitos adversos.

No **Quadro 9.1**, são apresentados os antidepressivos mais utilizados em pacientes com câncer.

Outras questões importantes e frequentes em pacientes com câncer, que podem estar ou não associadas à depressão, são dor, fadiga, luto antecipatório, insônia, alterações de personalidade, estresse pós-traumático, transtornos psicóticos, disfunção sexual e ideação suicida.

Os moduladores seletivos do receptor de estrogênio (SERMs, do inglês *selective estrogen receptor modulators*) têm como seu principal representante o tamoxifeno, usado amplamente para pacientes com câncer de mama no contexto adjuvante e paliativo. Entretanto, um de seus principais efeitos colaterais são os fogachos, além de fadiga, distúrbios do sono e sintomas depressivos, ou exacerbação deles.[13] Os antidepressivos, em particular os inibidores seletivos da recaptação de serotonina e noradrenalina (ISRSNs), têm demonstrado eficiência no tratamento dos fogachos. Os melhores resultados foram evidenciados com o uso da venlafaxina, com redução de cerca de 50% na incidência de fogachos, além de melhora da qualidade de vida, do sono e da fadiga.[14]

O tamoxifeno, para sua ação, precisa ser convertido para seu principal metabólito, o 4-hidroxi-tamoxifeno (endoxifeno), pelas enzimas do sistema do citocromo P450. Foram identificados mais de 80 alelos do gene *CYP2D6*, e esses alelos conferem velocidades distintas de metabolização do fármaco. Os pacientes podem ser classificados como metabolizadores lentos, intermediários, rápidos e ultrarrápidos, de acordo com seu genótipo. O uso de fármacos psicotrópicos que sejam capazes de inibir o *CYP2D6* pode, portanto, reduzir a concentração plasmática de endoxifeno, com potencial redução de seu efeito.[15]

A paroxetina, a fluoxetina e a bupropiona são capazes de inibir de maneira significativa o *CYP2D6*, devendo ser utilizadas com cautela em pacientes que fazem uso de tamoxifeno.[16,17] Uma revisão de 26 estudos controlados, publicada por L'Ésperance e colaboradores,[18] aponta que os fármacos venlafaxina, citalopram, clonidina, gabapentina e pregabalina devem ser considerados mais seguros e mais efetivos do que a paroxetina e a fluoxetina em pacientes em uso de tamoxifeno.

QUADRO 9.1 | Classes de antidepressivos usados em pacientes com câncer

Classe	Fármaco	Ação	Efeitos colaterais/ Desvantagens potenciais	Efeitos colaterais/ Vantagens potenciais	Indicação em pacientes com câncer
ANTIDEPRESSIVOS					
Tricíclicos	Amitriptilina Imipramina Desipramina Clomipramina Nortriptilina	Inibição da captação de 5-HT Antimuscarínico Anti-histamínico Anti-α_1	Obstipação, boca seca, retenção urinária, sonolência, hipotensão postural, taquicardia reflexa, hipotensão	Ação em dor (já em doses baixas) Modulação do sono Aumento do apetite	Uso com cautela devido aos efeitos antimuscarínicos Pouco tolerados em doses mais elevadas, necessárias para o tratamento da depressão
ISRSs	Fluoxetina Fluvoxamina Paroxetina Sertralina Citalopram Escitalopram	Inibição da recaptação de 5-HT	Disfunção sexual ($5\text{-}HT_{2A}$) Efeitos gastrintestinais (náuseas, vômitos, diarreia) ($5\text{-}HT_3$)	Boa tolerabilidade Baixa toxicidade	Muito utilizados (exceto fluvoxamina pela alta interação com CYP) Relato de interação da paroxetina com o tamoxifeno
ISRNs	Reboxetina	Inibição da recaptação de noradrenalina Antimuscarínico leve	Hipotensão, tontura Boca seca, retenção urinária	Melhora das funções cognitivas	Não são usados na rotina

(Continua)

QUADRO 9.1 | Classes de antidepressivos usados em pacientes com câncer *(Continuação)*

Classe	Fármaco	Ação	Efeitos colaterais/ Desvantagens potenciais	Efeitos colaterais/ Vantagens potenciais	Indicação em pacientes com câncer
ANTIDEPRESSIVOS					
ISRSNs	Venlafaxina Desvenlafaxina Duloxetina Milnacipram	Inibição da recaptação de 5-HT e de noradrenalina	Risco de hipertensão	Ação em dor	Uso mais frequente Venlafaxina melhora fogachos secundários à deprivação hormonal
ISRNDs	Bupropiona	Inibição da recaptação de noradrenalina e dopamina	Ansiedade Agitação psicomotora	Aumento da atenção e da concentração Redução da fadiga	Atenção para risco de convulsões
Antidepressivos noradrenérgicos e serotoninérgicos específicos	Mirtazapina	Aumento da atividade anti-histamínica, da 5-HT e da noradrenalina	Sonolência	Aumento do apetite e ganho de peso Ação no sono Efeitos em dor	Uso mais frequente Neutropenia (raro) Melhora de náusea relacionada ao tratamento
Antagonista do receptor de serotonina	Trazodona	Aumento da atividade da 5-HT	Pouco eficaz como antidepressivo	Ação no sono Efeitos em dor	—

(Continua)

QUADRO 9.1 | Classes de antidepressivos usados em pacientes com câncer (Continuação)

Classe	Fármaco	Ação	Efeitos colaterais/ Desvantagens potenciais	Efeitos colaterais/ Vantagens potenciais	Indicação em pacientes com câncer
ANTIDEPRESSIVOS					
Multimodais (antagonistas, agonistas e agonistas parciais de diversos receptores de serotonina)	Vortioxetina	Aumento da atividade da 5-HT	—	Pode melhorar função cognitiva Menos disfunção sexual	—
PSICOESTIMULANTES					
	Lisdexanfetamina	Aumento da atividade da dopamina	Inquietação, agitação, insônia, psicose, anorexia	Ação rápida Efeito em dor	Utilização principalmente em pacientes terminais (*off label*)
	Metilfenidato		Arritmia, taquicardia, hipertensão	Melhora da fadiga relacionada aos opioides	
	Modafinil		Tolerância, dependência, convulsões		

5-HT, serotonina (5-hidroxitriptamina); ISRNs, inibidores seletivos da recaptação de noradrenalina; ISRNDs, inibidores seletivos da recaptação de noradrenalina e dopamina; ISRSs, inibidores seletivos da recaptação de serotonina; ISRSNs, inibidores seletivos da recaptação de serotonina e noradrenalina.

Antipsicóticos

Os antipsicóticos são divididos entre típicos (ou de primeira geração) e atípicos (de segunda geração). Além de os de primeira geração terem surgido antes, eles têm maior afinidade pelos receptores dopaminérgicos D2, sendo que os de alta afinidade, como o haloperidol, possuem ação mais específica de antagonismo D2. Quanto maior esse antagonismo, maior o risco de efeitos colaterais extrapiramidais, devendo ser evitados em pacientes com parkinsonismo.

Os de menor afinidade D2, nomeadamente os atípicos, ocupam outros receptores antes de saturar os dopaminérgicos, tendo, portanto, ação em outros neurotransmissores. Os antipsicóticos atípicos costumam ter ação serotoninérgica e podem ser usados como adjuvantes no tratamento de depressão (sobretudo quetiapina e aripiprazol). Todavia, justamente pela falta de seletividade, os fármacos com menor afinidade pelos receptores D2 também tendem a causar mais efeitos colaterais anticolinérgicos, como constipação e hipotensão postural. Os mais sedativos são clorpromazina (típico) e olanzapina e quetiapina (atípicos), sendo preferível seu uso à noite.[19]

Os antipsicóticos são usados há muito tempo para controle dos sintomas de *delirium*, porém estudos mais recentes têm questionado sua eficácia. Agar e colaboradores[20] compararam o uso dos antipsicóticos risperidona e haloperidol ao placebo e observaram que foram necessários mais resgates de midazolam para controle sintomático do *delirium*, houve mais efeitos colaterais extrapiramidais com os neurolépticos, além de aumento da mortalidade com o haloperidol. Esse estudo teve grande repercussão na comunidade médica, uma vez que tais fármacos são utilizados na prática clínica há muitos anos com relativo êxito. Uma recomendação recente da European Society for Medical Oncology (ESMO) sugere que só devem ser usados antipsicóticos se o quadro for severo e trouxer risco ao paciente ou a terceiros. Nesses casos, deve-se evitar haloperidol e risperidona e dar preferência à quetiapina, à olanzapina (mais sedativos) e ao aripiprazol (menos sedativo).[21]

Os antipsicóticos também têm sido usados para o tratamento de sintomas relacionados ao câncer ou a seu tratamento, como náuseas e vômitos, psicose, ansiedade, depressão e distúrbios do sono.

O haloperidol é utilizado no tratamento de náuseas e vômitos não responsivos ao tratamento convencional. Entretanto, uma revisão sistemática não mostrou eficiência desse fármaco. A olanzapina, que também tem afinidade pelos receptores serotoninérgicos, pode ser usada neste contexto.[22]

Psicoses podem ser desencadeadas ou, quando preexistentes, exacerbadas em pacientes com câncer, tanto em decorrência do diagnóstico quanto de seu tratamento. É importante que seu diagnóstico seja cuidadoso e que causas orgânicas sejam descartadas, como metástases, meningite carcinomatosa e síndromes paraneoplásicas, como encefalites.

Esses medicamentos também têm sido utilizados no tratamento de distúrbios do sono, depressão e ansiedade dos pacientes com câncer, em especial se os pacientes apresentaram alguma contraindicação ao uso de antidepressivos ou benzodiazepínicos. Nesses casos, os antipsicóticos atípicos, como a olanzapina e a quetiapina, podem ser bastante úteis.[23]

Atenção especial deve ser dada a interações medicamentosas e condições preexistentes ao câncer, que podem ser agravadas principalmente pelos fármacos entre parênteses: prolongamento do intervalo QTc (haloperidol, quetiapina), arritmias, síndromes endócrinas e metabólicas (quetiapina, olanzapina), sedação excessiva (clorpromazina, olanzapina, quetiapina), redução do limiar epiléptico (clorpromazina, olanzapina, quetiapina), distúrbios hematológicos (olanzapina), efeitos muscarínicos e reações extrapiramidais (haloperidol, risperidona).[16]

A interação de antipsicóticos, dexametasona, antibióticos, antidepressivos e anticonvulsivantes se dá pela via do citocromo P450 e, ainda que muitas vezes inevitáveis, devem ser usados com cautela e atenção aos eventos adversos potenciais.[24]

O **Quadro 9.2** descreve os principais antipsicóticos utilizados em pacientes com câncer.[25]

Ansiolíticos e hipnóticos

Os benzodiazepínicos (BZDs) têm sido utilizados com grande frequência em pacientes com câncer, em particular para o tratamento de insônia e ansiedade. Exigem atenção especial os efeitos colaterais de sedação, depressão respiratória e bradicardia, condições que podem já estar presentes nos pacientes e serem perigosamente exacerbadas. As sensações de fadiga e fraqueza – queixas bastante frequentes em pacientes oncológicos – podem ser exacerbadas pelo uso de BZDs.

QUADRO 9.2 | Antipsicóticos usados em pacientes com câncer

Fármaco	Via de administração	Observações
Haloperidol	VO, IV, IM	A administração IV traz menor risco de liberação extrapiramidal do que a VO. As vias IV e IM são duas vezes mais potentes do que a VO. A administração IV traz alto risco de prolongamento do intervalo QTc.
Clorpromazina	VO, IM	Maior risco de hipotensão ortostática. Maior sedação. A via IM é 2 a 4 vezes mais potente do que a VO.
Risperidona	VO, IM	Sintomas extrapiramidais em doses altas. Disponível em formulação de liberação prolongada (Risperdal Consta, IM). Risco de elevação da prolactina.
Olanzapina	VO, IM	Ação antiemética. Aumento do apetite e sedação.
Quetiapina	VO	Baixo risco de elevação da prolactina. Aumento do apetite e sedação.
Ziprasidona	VO, IM	Menor ação sedativa. Baixo risco de efeitos metabólicos. Alto risco de elevação do intervalo QTc. Baixo risco de elevação da prolactina.
Aripiprazol	VO	Pode causar acatisia. Baixo risco de efeitos metabólicos. Menor risco de prolongamento do intervalo QTc. Baixo risco de elevação da prolactina.

IM, intramuscular; IV, intravenosa; VO, via oral.
Fonte: Adaptado de Thekdi e colaboradores.[25]

É uma classe que não deve ser usada em longo prazo, porque pode causar dependência. Sua suspensão deve ser avaliada cuidadosamente, pesando riscos e benefícios, em especial se a dose é elevada e o tempo de uso é prolongado. Caso se opte pela suspensão, esta deve ser feita de maneira lenta, pois podem surgir sintomas de abstinência, sobretudo inquietação e insônia. Em idosos, esses sintomas aumentam significativamente o risco de quedas.

Na **Tabela 9.1**, são apresentadas as principais medicações usadas em pacientes com câncer para o tratamento da ansiedade e da insônia.[25]

TABELA 9.1 | Ansiolíticos e hipnóticos utilizados no tratamento da ansiedade e insônia

Medicamento	Dose equivalente aproximada	Observações
BENZODIAZEPÍNICOS		
Alprazolam	1 mg	Meia-vida curta. Pode causar ansiedade-rebote. Início de ação rápido, útil na síndrome do pânico. Elevado risco de adição (meia-vida curta).
Lorazepam	2 mg	Meia-vida curta/intermediária. Pode ser útil na náusea induzida pela quimioterapia. Preferir na vigência de insuficiência hepática.
Clonazepam	2 mg	Meia-vida longa. A apresentação em gotas pode ser útil em pacientes oncológicos.
Diazepam	10 mg	Disponível na apresentação IV. Não deve ser usado via IM (absorção errática). Meia-vida longa. Não indicado em pacientes com prejuízo da metabolização.
Bromazepam	6 mg	Meia-vida curta/intermediária.

(Continua)

TABELA 9.1 | Ansiolíticos e hipnóticos utilizados no tratamento da ansiedade e insônia *(Continuação)*

Medicamento	Dose equivalente aproximada	Observações
NÃO BENZODIAZEPÍNICOS PARA O TRATAMENTO DA ANSIEDADE		
Buspirona	5-15 mg, 2-3 x/dia, para ansiedade.	Até semanas para o início do efeito ansiolítico. Bem tolerada.
NÃO BENZODIAZEPÍNICOS PARA O TRATAMENTO DA INSÔNIA		
Zolpidem	5-10 mg ao deitar-se, ou quando necessário, ou 6,25-12,5 mg de liberação controlada.	Indicado para tratamento da insônia (indutor do sono). Bem tolerado. Pode causar amnésia, quedas, desorientação e alucinações.
Zopiclona	1-3 mg ao deitar-se, ou quando necessário.	Indicada para tratamento da insônia (indutor do sono). Pode causar gosto metálico.

M, intramuscular; IV, intravenosa.
Fonte: Adaptado de Thekdi e colaboradores.[25]

Anticonvulsivantes

Em pacientes com câncer, seu principal uso é na dor neuropática, como tratamento adjuvante a analgésicos e opioides. Os fármacos mais usados são a gabapentina e a pregabalina.[25] A carbamazepina e o ácido valproico também têm sido empregados, especialmente em pacientes com tumores do SNC.[26] Convulsões são muito frequentes em pacientes com tumores primários ou metástases cerebrais (20-40%). Nesses pacientes, os anticonvulsivantes devem ser utilizados para o tratamento primário ou secundário e a escolha do fármaco deve ser feita segundo comorbidades do paciente e interações medicamentosas potenciais.

Psicoestimulantes

Os psicoestimulantes (como metilfenidato e modafinil) têm sido utilizados para o tratamento de sintomas depressivos em pacientes com câncer, especialmente terminais, visando a uma melhora rápida em comparação aos antidepressivos. No entanto, ainda faltam estudos prospectivos randomizados que demonstrem seu benefício neste contexto.

Para pacientes em uso de opioides, a coadministração de psicoestimulantes parece trazer melhora da função cognitiva, da sonolência e da dor. A literatura é escassa e existe pouca evidência de melhora da fadiga relacionada ao câncer, havendo necessidade de mais estudos.[27]

Situações especiais

Interações medicamentosas entre benzodiazepínicos e opioides

Associação comum em pacientes oncológicos, em especial em casos avançados, a interação entre opioides e BZDs traz riscos que são habitualmente desconsiderados. Muitas vezes, o paciente é avaliado e medicado por diversos especialistas, que desconhecem as demais medicações em uso. Faz-se necessário o questionamento, no início de todas as consultas, sobre as medicações e os suplementos em uso.

A maior parte das medicações de ambas as classes é metabolizada pelo sistema do citocromo P450. Sendo assim, a velocidade de metabolização do paciente, bem como a associação com outras medicações podem favorecer a intoxicação. Por exemplo, um metabolizador lento de CYP2D6 e CYP2C19 ficaria vulnerável, mesmo com baixas doses de diazepam e hidrocodona associadas.

Os BZDs reforçam o efeito subjetivo positivo dos opioides, como euforia, mas não está claro se isso se dá por efeito aditivo ou sinérgico. Os opioides são a classe de medicações mais envolvida em mortes por *overdose* nos Estados Unidos, e os BZDs são as medicações mais associadas a eles. Ambos podem causar depressão respiratória, o mecanismo primário de morte nessa associação.[28]

Síndrome serotoninérgica

A síndrome serotoninérgica é uma entidade rara, porém potencialmente grave. A etiologia é pela estimulação serotoninérgica excessiva central e perifericamente. A tríade clássica é composta por alteração do nível de consciência, hiperexcitabilidade muscular e hiperatividade autonômica, podendo haver desorientação, agitação, ansiedade, hiper ou hipotensão, taquicardia, taquipneia, hipertermia, diarreia, midríase, tremores, nistagmo, sudorese e ataxia, entre outros.

Embora seja uma etiologia pouco conhecida, os opioides podem causar esse quadro, por fraca inibição da recaptação da serotonina e/ou inibição da liberação dos neurônios inibitórios liberadores de ácido gama-aminobutírico (gabaérgicos), promovendo liberação de serotonina nas sinapses e/ou liberação a jusante de mais serotonina. Fentanil, oxicodona e metadona são, respectivamente, as medicações com maior aumento dos níveis serotoninérgicos, sendo interessante tomar cuidado ou evitar seu uso em concomitância com medicações de ação primária serotoninérgica.[29]

Acatisia

É uma sensação subjetiva de inquietação, observada como incapacidade de ficar parado, em geral em decorrência do uso de antipsicóticos típicos de alta potência (haloperidol), mas também por antidepressivos, metoclopramida, entre outros.

É um importante diagnóstico diferencial de ansiedade e *delirium* hiperativo, e seu tratamento difere imensamente. Essa hipótese diagnóstica deve ser aventada quando um paciente está recebendo antipsicóticos e fica cada vez mais agitado, o que pode, erroneamente, levar à conclusão de que a dose não está sendo suficiente e ao consequente aumento da posologia.

A primeira medida a ser tomada é a suspensão da medicação que causa o quadro. Outras medidas que podem ser tomadas, em ordem decrescente de efetividade, incluem beta-bloqueador de ação central em doses elevadas (p. ex., propranolol na dose de 60 mg), BZDs e anticolinérgicos (p. ex., biperideno).

Outras considerações relativas a interações medicamentosas

- O haloperidol pode inibir o *CYP2D6*, o que faz o indivíduo se comportar como metabolizador lento.
- Por meio do *CYP2D6*, a codeína é metabolizada em morfina, principal responsável pelo efeito analgésico. Pacientes em uso de fármacos inibidores desse citocromo funcionam como metabolizadores lentos, necessitando, nesse caso, de doses mais elevadas de codeína. Essa compreensão é muito importante no momento da rotação de opioide, já que se for feita a conversão para uma dose equivalente de um fármaco que não seja metabolizado pelo *CYP2D6*, pode ocorrer toxicidade.
- Morfina e lorazepam são metabolizados por glicuronidação, sendo, portanto, os preferidos das suas classes em casos de insuficiência hepática.
- Os antidepressivos podem aumentar o efeito analgésico da morfina.
- Atenção com o uso concomitante de erva-de-são-joão (*Hypericum perforatum*), fitoterápico usado para melhorar sintomas de humor. Ela tem propriedade inibitória da monoaminoxidase (IMAO), com elevado risco de interações medicamentosas.

Referências

1. Brasil. Instituto Brasileiro de Geografia e Estatística [Internet]. Rio de Janeiro: IBGE; c2019 [capturado em 10 jul. 2019]. Disponível em: https://www.ibge.gov.br/
2. Brasil. Instituto Nacional de Câncer. Estimativa 2018. Incidência de câncer no Brasil [Internet]. Brasília: INCA; c2019 [capturado em 10 jul. 2019]. Disponível em: http://www.inca.gov.br/estimativa/2018/casos-taxas-brasil.asp
3. Holland JC, Andersen B, Breitbart WS, Buchmann LO, Compas B, Deshields TL, et al. Distress management. J Natl Compr Canc Netw. 2013;11(2):190-209.
4. Foley KM. Acute and chronic cancer pain syndromes. In: Doyle D, Hanks G, Cherny N, Calman K. Oxford textbook of palliative medicine. 3rd ed. Oxford: Oxford University; 2004. p. 298.
5. Mehnert A. Brähler E, Faller H, Härter M, Keller M, Schulz H, et al. Four-week prevalence of mental disorders in patients with cancer across major tumor entities. J Clin Oncol. 2014;32(31):3540-6.
6. Suppli NP, Johansen C, Christensen J, Kessing LV, Kroman N, Dalton SO. Increased risk for depression after breast cancer: a nationwide population-based cohort study of associated factor in Denmark, 1998-2-11. J Clin Oncol. 2014;32(34):3831-9.

7. Singer S, Das-Munshi J, Brähler E. Prevalence of mental health condition cancer patients in acute care – a meta-analysis. Ann Oncol. 2010;21(5):925-30.

8. Caruso R, GiuliaNanni M, Riba MB, Sabato S, Grassi L. Depressive spectrum disorders in cancer: Diagnostic issues and intervention. A critical Review. Curr Psychiatry Rep. 2017; 19(6):33.

9. Lee BN, Dantzer R, Langley KE, Bennett GJ, Dougherty PM, Dunn AJ, et al. A cytokine-based neuroimmunologic mechanism of cancer-related symptoms. Neuroimmunomodulation. 2004;11(5):279-92.

10. Ng CG, Boks MP, Zainal NZ, de Wit NJ. The prevalence and pharmacotherapy of depression in cancer patients. J Affect Disord. 2011;131(1-3):1-7.

11. Stockler MR, O'Connell R, Nowak AK, Goldstein D, Turner J, Wilcken NR, et al. Effects of sertraline on symptoms and survival in patients with advanced cancer, but without major depression: a placebo controlled double-blind randomised trial. Lancet Oncol. 2007; 8(7):603-12.

12. Laoutidis ZG, Mathiak K. Antidepressants in the treatment of depression/depressive symptoms in cancer patients: a systematic review and meta-analysis. BMC Psychiatry. 2013; 13:140.

13. Morrow PK, Mattair DN, Hortobagyi GN. Hot flashes: A review of pathophysiology and treatment modalities. Oncologist. 2011;16(11):1658-64.

14. Henry NL, Stearns V, Flockhart DA, Hayes DF, Riba M. Drug interactions and pharmacogenomics in the treatment of breast cancer and depression. Am J Psychiatry. 2008; 165(10):1251-5.

15. Desmarais JE, Looper KJ. Interactions between tamoxifen and antidepressants via cytochrome P450 2D6. J Clin Psychiatry. 2009;70(12):1688-97.

16. Caruso R, Grassi L, Nanni MG, Riba M. Psychopharmacology in psycho-oncology. Curr Psychiatry Rep. 2013;15(9):393.

17. Caraci F, Crupi R, Drago F, Spina E. Metabolic drug interactions between antidepressants and anticancer drugs: focus on selective serotonin reuptake inhibitors and hypericum extract. Curr Drug Metab. 2011;12(6):570-7.

18. L'Espérance S, Frenette S, Dionne A, Dionne JY; Comité de l'évolution des pratiques en oncologie (CEPO). Pharmacological and non-hormonal treatment of hot flashes in breast cancer survivors: CEPO review and recommendations. Support Care Cancer. 2013;21(5): 1461-74.

19. Edelstein A, Alici Y. Diagnosing and Managing Delirium in Cancer Patients. Oncology (Williston Park). 2017;31(9):686-92.

20. Agar MR, Lawlor PG, Quinn S, Draper B, Caplan GA, Rowett D, et al. Efficacy of oral risperidone, haloperidol, or placebo for symptoms of delirium among patients in palliative care a randomized clinical trial. JAMA Intern Med. 2017;177(1):34-42

21. Bush SH, Lawlor PG, Ryan K, Centeno C, Lucchesi M, Kanji S, et al. Delirium in adult cancer patients: ESMO Clinical Practice Guidelines. Ann Oncol. 2018;29(Supplement_4):iv143-iv165.

22. Ang SK, Shoemaker LK, Davis MP. Nausea and vomiting in advanced cancer. Am J Hosp Palliat Care. 2010;27(3):219-25.

23. Lorenz Ra, Jackson CW, Saitz M. Adjunctive use of atypical anti-psycotics for treatment-resistant generalized anxiety disorder. Pharmacotherapy. 2010;30(9):942-51.

24. Murray M. Role of CYP pharmacogenetics and drug-drug interactions in the efficacy and safety of atypical and other antipsychotic agents. J Pharm Pharmacol. 2006;58(7):871-85.

25. Thekdi SM, Trinidad A, Roth A. Psychopharmacology in cancer. Curr Psychiatry Rep. 2015;17(1):529.

26. Falon MT. Neuropathic pain in cancer. Br J Anaesth. 2013;111(1):105-11.

27. Prommer E. Methylphenidate: established and expanding roles in symptom management. Am J Hosp Palliat Care. 2012;29(6):483-90.

28. Jann M, Kennedy WK, Lopez G. Benzodiazepines: a major component in unintentional prescription drug overdoses with opioid analgesics. J Pharm Pract. 2014;27(1):5-16.

29. Scott GN. Efeitos adversos menos conhecidos dos opiáceos [Internet]. New York: WebMD LLC; 2016 [capturado em 10 jul. 2019]. Disponível em: http://portugues.medscape.com/verartigo/6500380

MANEJO PSICOTERÁPICO DO PACIENTE ONCOLÓGICO

10

Lórgio Henrique Diaz Rodriguez
Juliana Ono Tonaki
Stela Duarte Pinto

Breve histórico da psicologia hospitalar e da psico-oncologia

Considera-se pertinente, antes de iniciar este capítulo, fazer uma contextualização sobre o surgimento da psicologia hospitalar e da psico-oncologia.

Ao final da Segunda Guerra Mundial (1939-1945), teve início nos Estados Unidos a inserção do psicólogo no hospital geral, frente à demanda dos militares que apresentavam necessidades de assistência psicológica durante a hospitalização, como alterações do humor, agitação psicomotora e distúrbios da sensopercepção.[1]

Deste momento em diante, a psicologia foi ampliando sua atuação para além das questões emocionais pós-traumáticas (como o pós-guerra), entendendo-se as questões emocionais advindas do processo de adoecimento propriamente dito.

No Brasil, datam de 1954 as primeiras atividades do psicólogo inserido no contexto hospitalar, com a psicóloga Matilde Neder, na Clínica de Ortopedia e Traumatologia, do Hospital das Clínicas da Faculdade de Medicina da Universidade de São Paulo (HC-FMUSP), com a realização de acompanhamento psicológico pré e pós-operatório em crianças que seriam submetidas à cirurgia cervical.[1]

Em meados de 1956, a psicóloga Aydil Pérez-Ramos foi a responsável pela assistência psicológica às crianças internadas com diversos tipos de patologias, bem como aos seus acompanhantes na Unidade de Pediatria do HC-FMUSP.[1]

A partir de então, por volta de 1974, aos poucos, o psicólogo hospitalar passou a fazer parte da equipe multiprofissional nos diferentes institutos do HC-FMUSP, entre os quais se destacam o Instituto da Criança, de Psiquiatria, Ortopedia, Neurologia, do Coração, de Reabilitação e Instituto Central.[1]

Em 1977, surgiu, na Pontifícia Universidade Católica de São Paulo (PUC-SP), o primeiro curso de psicologia hospitalar no Brasil, desenvolvido e ministrado por Bellkiss Romano, e a partir de 1980, realizaram-se o I e o II Encontros Nacionais de Psicólogos da Área Hospitalar, cujos conteúdos científicos contribuíram para o crescimento profissional.[1]

Em relação à psico-oncologia, no decorrer da prática médica, houve a percepção de que aspectos psicossociais tinham envolvimento na incidência, na evolução e na remissão do câncer.[2]

Sendo assim, em 1961, na Argentina, o cirurgião oncológico e psicanalista José Shavèlson criou o termo psico-oncologia para representar esta nova área de conhecimento.[2]

No Brasil, em 1993, a psicóloga Maria da Glória Gimenes definiu a psico-oncologia como "[...] uma área de interface entre psicologia e medicina que utiliza conhecimentos educacionais, profissionais e metodológicos provenientes da psicologia da saúde, aplicando-os:[2]

> a) na assistência ao paciente oncológico, à sua família e aos profissionais de saúde envolvidos com a prevenção, o tratamento, a reabilitação e a fase terminal da doença;
> b) na pesquisa e no estudo de variáveis psicológicas e sociais relevantes para a compreensão da incidência do câncer, de sua recuperação e do tempo de sobrevida após o diagnóstico;
> c) na organização de serviços oncológicos que visem ao atendimento integral do paciente (físico e psicológico), enfatizando a formação e o aprimoramento dos profissionais de saúde envolvidos nas diferentes etapas do tratamento."

Em 2000, o Ministério da Saúde publicou a Portaria nº 3.535, cujo objetivo foi expandir a assistência oncológica; nessa portaria, consta também a determinação de um psicólogo clínico nos serviços de oncologia credenciados pelo Sistema Único de Saúde (SUS) para os cuidados emocionais implicados no adoecimento de câncer. Mais adiante, o Decreto nº 741/05 declarou a obrigatoriedade do suporte psicológico ao paciente com câncer.[2]

Processo de adoecimento e tratamento que leva ao acompanhamento psicológico

O advento da psicossomática comprova o rumo do que pensam pesquisadores nas diversas áreas de promoção da saúde, cuja relação mente-corpo se faz presente de maneira estreita, não especificamente como causa e efeito, mas em um processo contínuo, inseparável e suscetível à análise e à investigação.[3]

Se, por um lado, os aspectos psicológicos são desencadeados com regularidade de modo geral nas diversas doenças, por outro, no câncer, tornam-se ainda mais acentuados e por vezes prejudiciais.[3]

Historicamente, a sociedade criou conceitos acerca do câncer como uma enfermidade dolorosa e incurável, com repercussões de sentimentos, desequilíbrios, conflitos internos e possibilidades de desorganização psíquica.[4]

Importantes mudanças físicas e psicológicas são experienciadas pelo paciente oncológico, o que desencadeia um estresse tanto de âmbito ambiental quanto psicofísico. Ao longo do tratamento nas diferentes etapas da doença, o paciente vivencia uma complexidade de situações estressantes que o induzirão a um processo de adaptação ao momento vivenciado, em uma perspectiva social na qual associa o câncer a sofrimento e morte.[5]

Não raras vezes, este paciente é vítima de olhar diferenciado pelas pessoas que o cercam, tratando-o como alguém com pouco tempo de vida.[6]

Durante a hospitalização, o paciente rompe bruscamente com seu cotidiano e passa a sentir-se agredido pelas rotinas e regras da instituição hospitalar e seus horários rígidos, levando-o ao processo de despersonalização, determinado pela sensação de perda de identidade e autonomia. O paciente perde sua individualidade, e as possíveis manifestações psíquicas e comportamentais compreendem passividade ou agressividade, raiva ou depressão, discussões sobre situações sem relevância, tudo isso não apenas pela dificuldade de aceitar a sua nova condição de estar doente, mas também por todo o processo que decorre em torno da hospitalização e do tratamento.[7]

Soma-se a isso o medo de ser inválido pelo resto da vida, ser dependente de outro, da anestesia em casos cirúrgicos, da dor física, do retorno ao lar após a internação e das alterações da autoimagem.[7]

Assim, frente a esse estresse de âmbito físico e emocional, que coloca o paciente diante da perspectiva de morte, subordinado a exames e procedimentos invasivos e agressivos, e por vezes mutilantes, o paciente apresenta sentimentos negativos que desencadeiam angústia, medo, raiva, lamentação, além da percepção de não ter mais o controle sobre a própria vida.[8]

Há, portanto, uma complexidade em torno do atendimento psicológico a estes pacientes, pois é preciso considerar o mundo particular de cada um, suas reações específicas e individuais, a forma peculiar com que enfrentam o momento de crise vivenciado pelo diagnóstico de câncer e seus resultados muitas vezes devastadores.[3]

Os familiares dos pacientes portadores de doença oncológica também carecem de suporte psicológico, assim como as equipes de saúde que os assistem, devido ao grande estresse desencadeado em torno da doença.[3]

Sendo assim, fica cada vez mais claro que pacientes com doenças físicas apresentam problemas e dificuldades, do ponto de vista psicológico, capazes de alterar o curso da enfermidade, bem como seu desenvolvimento.[3]

Manejo do psicólogo no ambiente hospitalar

O psicólogo, no ambiente hospitalar, depara-se com inúmeros tipos de sofrimentos, não somente o emocional. Aliado a isso, depara-se com os demais membros da equipe que, por vezes, levam em consideração a doença, e não o doente. Desse modo, torna-se necessário que a sua atuação contemple os aspectos biopsicossociais e espirituais.[9]

Cabe a este profissional ser o mediador ou facilitador nas relações estabelecidas nesse contexto, sobretudo quanto à tríade paciente-família-equipe de saúde.[9]

O psicólogo, a partir de sua atenção e escuta diferenciadas, atenta-se às aflições do paciente e sua família, procurando auxiliá-los a entrar em contato com a sua subjetividade, de forma a contribuir para a reestruturação emocional de todos os envolvidos no processo de enfermidade.[9]

Abordagem
Ambulatório

No atendimento psicológico ambulatorial, é necessário um *setting* estabelecido, para haver um ambiente que favoreça o aprofundamento de conteúdos subjetivos do paciente, assim como para definir os critérios para o acompanhamento, correspondentes ao contrato com o paciente, como tempo do atendimento, periodicidade, sigilo e espaço físico.[10]

Para o estabelecimento do contrato de atendimento psicológico, o profissional deve levar em conta as condições clínicas de seu paciente, de modo que o acompanhamento não venha a prejudicar ou dificultar o seu bem-estar.[11] Isso significa que, em um hospital oncológico, o profissional precisa ter flexibilidade na sua atuação.

Para que haja um processo terapêutico, o profissional deve propiciar um ambiente seguro e confiável ao paciente, acolhendo de forma ativa todos os seus conteúdos manifestados, buscando ajustar-se às suas expectativas, de tal modo que o vínculo seja constituído.[10]

O atendimento psicológico individual vai contemplar as demandas singulares de cada sujeito. Na maioria dos casos, pelo advento do diagnóstico, as sessões abarcam conteúdos associados à doença. Um estudo identificou os seguintes conteúdos correspondentes aos atendimentos a este grupo de pacientes: aspectos acerca da sobrevivência; *distress* (sintomas ansiosos, depressivos e outros sintomas psicológicos) relacionados à vivência de uma enfermidade crônica; estratégias de enfrentamento e fortalecimento para lidar com a crise desencadeada pelo câncer; qualidade de vida, dor; fadiga e dificuldades para dormir.[11,12]

Um estudo apontou que pacientes oncológicos tendem a se submeter a um acompanhamento psicológico breve, com uma média de cinco sessões, aproximadamente, quando comparados a pacientes que não têm câncer, estes mais voltados a acompanhamentos mais longos, acima de 25 sessões.[13]

No Brasil, em instituições públicas ou ligadas ao ensino, como clínicas-escola, a prática da psicoterapia breve é uma realidade, normalmente com 12 sessões. Em nossa atuação, em hospital oncológico público, de alta complexidade, em um grande centro urbano, a maior parte dos pacientes não encerra o acompanhamento das 12 sessões. Visto que existe uma adaptação ao processo do tratamento e, sobretudo, quando há uma percepção mais clara da resolução da doença, os pacientes interrompem o seguimento.

Com relação à necessidade de acompanhamento psicológico, devido à expectativa crescente da cura do câncer, uma nova demanda vem surgindo: o medo de a doença retornar. Sabe-se que certo receio é esperado, porém, em excesso, pode impactar negativamente a qualidade de vida do sobrevivente.[14]

Acredita-se que o medo pelo retorno do câncer diminui com o decorrer do tempo, permanecendo um temor inevitável nos momentos em que o paciente é convocado a realizar seus exames e consultas periódicas. Percebe-se que nos pacientes que se mantêm em processo terapêutico, esse medo é mais bem compreendido e gera um prejuízo menor em sua qualidade de vida.[14]

Enfermaria

Cabe ao psicólogo auxiliar o paciente no fortalecimento de seus recursos para o enfrentamento do tratamento oncológico e, conforme surjam novas demandas, contribuir para a evolução e o amadurecimento de sua personalidade. Isso pode ser alcançado ao se estimular o paciente a expressar seus afetos, emoções e sentimentos decorrentes do diagnóstico e da necessidade de lidar com o impacto deste e das exigências do tratamento.[10]

Ter uma escuta diferenciada, levando em conta não apenas a verbalização do paciente, mas também o tom de sua voz, sua postura física e expressão facial, deve facilitar a percepção, por parte do profissional, sobre a demanda do paciente e também acerca dos recursos que este possui para lidar com as intervenções realizadas. Embora um embasamento teórico, a partir de uma corrente psicológica, seja de fundamental importância, o psicólogo precisa se atentar ao sofrimento que o paciente carrega, pois somente de forma empática poderá oferecer o que o sujeito necessita para enfrentar a sua dor.[10]

O acompanhamento psicológico favorece um espaço seguro para que o paciente possa entrar em contato com a experiência da doença oncológica, permitindo um aprofundamento emocional sobre as implicações e o impacto dessa vivência. Um estudo indica que o referido acompanhamento pode auxiliar na redução dos índices de ansiedade e depressão.[13]

Uma característica a salientar acerca dos atendimentos em enfermaria é que eles precisam ter encerramentos diários, pois não é possível garantir que o retorno desejado de fato irá ocorrer, uma vez que o paciente pode ser transferido de unidade, receber alta hospitalar ou vir a óbito. Nesse local, além de o psicólogo ser convocado a atender o paciente, por vezes, é preciso atender também seus familiares e acompanhantes, já que a enfermidade pode trazer mudanças na dinâmica familiar e, consequentemente, gerar dificuldades no enfrentamento dessa vivência para todos os envolvidos.

Unidades de emergência

O trabalho do psicólogo hospitalar neste ambiente requer o ajustamento frente às necessidades emocionais do paciente, no momento da crise apresentada. A investigação sobre a maneira como lida com o processo de adoecimento e tratamento auxilia na contextualização da problemática.[15]

Além do acompanhamento psicológico, como no processo psicoterápico, são necessárias também intervenções em momentos de crise como em situações vivenciadas no contexto de internação em unidade de terapia intensiva (UTI), na emergência em pronto-socorro ou mesmo em unidade de internação, locais onde pode ocorrer mudança abrupta da condição clínica, de modo que o atendimento passa a ser pautado pela crise instaurada.

Pode-se entender crise como o rompimento da homeostase que rege a dinâmica psíquica. Surge um desequilíbrio com um problema, e o grau de importância e dificuldade de resolução dele contribui para um sofrimento emocional.[15]

Portanto, as intervenções psicológicas podem promover alívio de ansiedade e angústia e possibilitar o desenvolvimento de um estado emocional mais tolerável e capaz de restaurar a estabilidade afetiva e as relações com o ambiente.[15]

Ao paciente e sua família são impostas novas situações permeadas pelo sentimento da iminência da perda, aliado a um ambiente agitado e instável que, por vezes, pode interferir na dinâmica familiar até então vivenciada.[15]

Assim, o familiar deve ser assistido tanto quanto o paciente, pois ele chega à UTI desconfiado e inseguro frente à realidade vivenciada e precisa ter a oportunidade de falar sobre a doença, seus medos, fantasias acerca da morte e expressar seus sentimentos.[16]

Diante de tal cenário, é preciso destacar a importância do psicólogo nos setores de situações críticas, com a finalidade de acompanhar pacientes e seus familiares na tentativa de amenizar o sofrimento, a angústia e a solidão nesse período de intenso desgaste emocional.

A possibilidade da concretização da morte pode ficar mais evidente de acordo com a evolução clínica do paciente. Nesse momento, a possibilidade se transforma em realidade, a família depara-se com a perda, o que pode desencadear reações diversas: dor, sofrimento, alívio, desespero e desorganização psíquica.

Torna-se, portanto, fundamental o saber acolher, escutar e dar o suporte emocional necessário a esses familiares. Durante o processo, existe a possibilidade de os familiares vivenciarem reações de luto antecipatório e, uma vez dado espaço para essas emoções, o processo do luto pós-óbito poderá ser amenizado.[16]

O psicólogo também pode prestar assistência à equipe multiprofissional, que vivencia sistematicamente a perda neste ambiente de trabalho. É importante contribuir para o resgate da sensibilidade para cuidar do próximo, além de propiciar escuta e orientações que se fizerem pertinentes dentro desse contexto.[16]

Atendimentos em unidades de tratamento

Após o diagnóstico, o paciente depara-se com o início do tratamento oncológico. Este frequentemente ocupa o imaginário cultural e social de maneira negativa e relacionada aos efeitos colaterais, às expectativas quanto à efetividade, à imposição de limitações – físicas, psíquicas, sociais, etc.

A radioterapia e a quimioterapia como tratamentos principais do câncer atuam de maneira distinta e, às vezes, combinadas, trazendo vivências e transformações variadas tanto aos pacientes quanto aos seus acompanhantes.

Este é um período de mudanças em todos os campos da vida (profissional, familiar, social), com a possibilidade de novos aprendizados, mas contendo sentimentos dos mais variados: medo, revolta, insegurança, angústia, gratidão, etc.

Segundo Muniz,[17] nesse contexto, a pessoa, além de se ajustar à condição de paciente oncológico, precisa lidar com os efeitos colaterais da radioterapia, que podem levá-la a se sentir impotente frente à sua nova condição. A radioterapia pode ser percebida como um remédio-veneno que causa temor, mas é necessária quando se busca a cura ou sobrevivência ao câncer.

Durante o tratamento de quimioterapia, o paciente também se depara com aspectos psicológicos mobilizados a partir da terapêutica empregada. As fantasias, as expectativas, os receios e medos atrelados aos efeitos colaterais do tratamento podem contribuir para o surgimento do sofrimento psicológico.

Nestes momentos, um espaço de escuta e manifestação de sentimentos a partir da experiência do tratamento oncológico do paciente pode propiciar a reestruturação e o enfrentamento da situação da melhor forma que lhe for possível.[18]

Aqui, as intervenções psicológicas podem ser pontuais, dependendo da necessidade do paciente: durante a infusão de quimioterapia, na dificuldade de permanecer com a máscara (acessório para aplicação de radioterapia em cabeça e pescoço), etc.

Neste ponto do tratamento, o atendimento psicológico com intervenção breve, focal e diretivo pode promover, para pacientes e acompanhantes, melhorias nas adaptações ao processo de adoecimento, fortalecimento de seus recursos de enfrentamento e auxílio na adesão ao tratamento.

Atendimento infantil

Para o meio social em que uma criança ou adolescente vive, ter a confirmação de um diagnóstico oncológico traz uma série de implicações pela suspensão de seu desenvolvimento normal, tal como esperado. Os aspectos desencadeados por essa vivência são carregados pelo modo como a sua família lida com as dificuldades e os desafios ao longo da vida.

Por essa razão, o atendimento a crianças e adolescentes também deve ser permeado pela compreensão da dinâmica familiar e o impacto que o câncer gera em todos os seus membros. Com as crianças, além do discurso, outras estratégias devem ser pensadas, pois tal recurso pode ser insuficiente para auxiliar no enfrentamento do processo e na expressão de seus sentimentos e medos.

A arteterapia pode contribuir para a expressão do paciente em sua totalidade, mediante recursos de arte e visuais, sendo considerada uma ferramenta complementar. Além disso, favorece a percepção da experiência oncológica sob outra perspectiva e pode trazer um impacto positivo em alguns sintomas próprios do câncer, como sintomas ansiosos e depressivos.[19]

A doença e o tratamento oncológico em crianças podem acarretar prejuízo cognitivo, chegando a afetar o aprendizado e as habilidades intelectuais. Por isso, pode ser preciso que esses pacientes participem de programas de reabilitação para desenvolver ou aprimorar habilidades, assim como manter-se, por certo tempo, em acompanhamento psicológico para reinserção ao mundo social.[20]

Situações especiais
Grupos

Os atendimentos psicológicos em instituições de saúde podem ocorrer de maneira individual ou em grupo.

Na modalidade de atendimento em grupo, o psicólogo é membro atuante da equipe de saúde para questões além da saúde mental, podendo contribuir para o entendimento e esclarecimento das questões relacionadas à promoção de saúde e prevenção de doenças, oferecendo apoio e orientação psicológica.[21] Segundo Rasera e Rocha,[21] "o grupo representa, ainda, a marca do coletivo que permite o reconhecimento do sofrimento compartilhado, ampliando as formas de entendimento e significação do processo saúde e doença, e potencializa a organização e ação conjuntas".

Há várias formas de trabalho em grupo, podendo-se citar os grupos psicoeducativos, psicoterapêuticos, de sala de espera, de apoio, etc.

Cada tipo de intervenção em grupo possui a sua finalidade e público específicos, contribuindo para o atendimento de um maior número de pessoas no contexto de alta demanda, como nos serviços de saúde.

O modelo psicoeducativo costuma ser utilizado com maior frequência com o objetivo de oferecer informações e orientações sobre os tratamentos, cuidados, desmistificar fantasias quanto ao diagnóstico e condutas terapêuticas.[22]

Além desse formato que propicia a educação ao paciente e familiares, existem outras modalidades e abordagens que abarcam as necessidades psicológicas, espirituais e sociais do paciente. Um exemplo são os Grupos de Psicoterapia Centrada no Significado. Em pesquisa publicada recentemente sobre tal modalidade de cuidado, mostrou-se a efetividade em pacientes com câncer avançado no aumento de bem-estar espiritual, qualidade de vida e redução dos níveis de depressão, desesperança e sintomas de desesperança, sofrimento e desejo de morrer em relação aos pacientes que realizaram apenas o grupo de psicoterapia de apoio.[23]

Os grupos com finalidade terapêutica, por vezes, têm dificuldade de se consolidarem em hospitais da rede pública, devido à realidade da vida dos pacientes, desde o impacto na dinâmica familiar, debilidade física, excesso de consultas e/ou exames, chegando ao aspecto financeiro em países como o Brasil.

O paciente oncológico lida com uma série de perdas, da sua saúde, do seu papel social, financeiras, de autonomia, etc., o que gera sofrimento intenso.

O tratamento oncológico é difícil e traz uma série de sintomas desagradáveis, além da incerteza sobre o seu sucesso. Dentro deste cenário, o atendimento psicoterápico pode fornecer apoio significativo, nas suas diversas modalidades. A experiência dos profissionais e a disponibilidade do serviço, do paciente e sua necessidade devem guiar a escolha da abordagem.

Cuidar da dimensão psíquica do paciente é fundamental para proporcionar assistência ao indivíduo em sua integralidade.

Referências

1. Azevêdo AVS, Crepaldi MA. A psicologia no hospital geral: aspectos históricos, conceituais e práticos. Estud Psicol. 2016;33(4):573-85.

2. Veit MT, Carvalho VA. Psicooncologia: definições e área de atuação. In: Carvalho VA, Franco MHP, Kovács MJ, Liberato R, Macieira RC, Veit MT, et al. Temas em psicooncologia. São Paulo: Summuns; 2008. p. 15-9.

3. Campos EMP. A Psicooncologia: uma nova visão do câncer-uma trajetória [tese]. São Paulo: USP; 2010.

4. Theobald MR, Santos MLM, Andrade SMO, Carli AD. Percepções do paciente oncológico sobre o cuidado. Physis. 2016;26(4):1249-69.

5. Peçanha DLN. Câncer: recursos de enfrentamento na trajetória da doença. In: Carvalho VA, Franco MHP, Kovács MJ, Liberato R, Macieira RC, Veit MT et al. Temas em Psicooncologia. São Paulo: Summuns; 2008. p. 209-17.

6. Furtado HMS, Rodrigues SC, Ferreira CB, Lima TF. Repercussões do diagnóstico de câncer de mama feminino para diferentes faixas etárias. Rev Ciênc Saúde. 2016;9(1):8-14.

7. Almeida RA, Malagris LEN. A prática da psicologia da saúde. Rev SBPH. 2011;14(2): 183-202.

8. Matias IN, Cerqueira TB, Carvalho CMS. Vivenciando o câncer: sentimentos e emoções do homem a partir do diagnóstico. Rev Interdisciplinar. 2014;7(3):112-20.

9. Domingues GR, Alves KO, Carmo PHS, Galvão SS, Teixeira SS, Baldoino EF. A atuação do Psicólogo no tratamento de pacientes terminais e seus familiares. Psicol Hosp. 2013;11(1):2-24.

10. Barros G. O Setting analítico na clínica cotidiana. Estud Psicanal. 2013;40:71-8.

11. Beatty L, Kemp E, Butow P, Girgis A, Schofield P, Turner J, et al. A systematic review of psychotherapeutic interventions for women with metastatic breast cancer: context matters. Psychooncology. 2018;27(1):34-42.

12. Decat CS, Laros JA, Araujo, TCCF. Termômetro de distress: validação de um instrumento breve para avaliação diagnóstica de pacientes oncológicos. Psico-USF. 2009;14(3): 253-60.

13. Singer S, Kojima E, Beckerle J, Kleining B, Schneider E, Reuter K. Practice requirements for psychotherapeutic treatment of cancer patients in the outpatient setting – a survey among certified psychoterapists in Germany. Psychooncology. 2017;26(8):1093-8.

14. Simonelli LE, Siegel SD, Duffy NM. Fear of cancer recurrence: a theoretical review and its relevance for clinical presentation and management. Psychooncology. 2017;26(10): 1444-54.

15. Caiuby AVS, Andreoli PBA. Intervenções psicológicas em situação de crise na unidade de terapia intensiva. Relato de casos. Rev BrasTerapia Intens. 2005;17(1):63-7.

16. Ferreira PD, Mendes TN. Família em UTI: importância do suporte psicológico diante da iminência de morte. Rev SBPH. 2013;16(1):88-112.

17. Muniz RM, Zago MMF. A experiência da radioterapia oncológica para os pacientes: um remédio-veneno. Rev Latino-Am Enfermagem. 2008;16(6):998-1004.

18. Sette CP, Gradvohl SMO. Vivências emocionais de pacientes oncológicos submetidos à quimioterapia. Rev Psicol UNESP [Internet]. 2014 [capturado em 10 jul 2019]; 13(2). Disponível em: http://pepsic.bvsalud.org/pdf/revpsico/v13n2/a03.pdf

19. Wood MJM, Molassiotis A, Payne S. What research evidence is there for the use of art therapy in the management of symptoms in adults with cancer? A systematic review. Psychooncology. 2011;20(2):135-45.

20. Joly F, Rigal O, Noal S, Giffard B. Cognitive dysfunction and cancer: which consequences in terms of disease management? Psychooncology. 2011;20(12):1251-8.

21. Rasera EF, Rocha RMG. Sentidos sobre a prática grupal no contexto de saúde pública. Psicol Estud. 2010;15(1):35-44.

22. Scannavino CSS, Sorato DB, Lima MP, Franco AHJ, Martins MP, Morais Júnior JC, et al. Psicooncologia: atuação do psicólogo no Hospital de Câncer de Barretos. Psicol USP. 2013;24(1):35-53.

23. Breitbart W, Rosenfeld B, Pessin H, Applebaum A, Kulikowski J, Lichtenthal WG. Meaning-Centered Group Psychotherapy: an effective intervention for improving psychological well-being in patients with advanced cancer. J Clin Oncol. 2015;33(7):749-54.

DOR E SUA CORRELAÇÃO COM QUADROS PSIQUIÁTRICOS

11

Silvia Machado Tahamtani
Angela Maria Sousa
Fábio Scaramboni Cantinelli

A dor é uma experiência universal desde o nascimento até o fim da vida. Geralmente, é leve e sem consequências, mas pode ser insuportável, requerendo tratamento. Pode persistir após o tratamento da lesão inicial, tornando-se crônica, levando a uma diminuição das atividades diárias e deixando a vida intolerável.[1] A dor crônica e os transtornos psiquiátricos apresentam uma correlação muito frequente,[2] o que, às vezes, torna difícil saber qual deles deu início ao outro.

Pacientes que sofrem de doenças progressivas como o câncer, com expectativa de vida limitada, necessitam de atendimento médico multidisciplinar e abrangente. No entanto, os esforços de tratamento costumam ser focados nos sintomas físicos, e as comorbidades psiquiátricas são frequentemente negligenciadas e, portanto, não tratadas em 60 a 80% dos casos.[3-5] Até 60% dos doentes terminais evidenciam sintomas psiquiátricos pelo menos em alguma fase da doença[5]. Nas últimas duas ou três décadas, uma atenção maior foi dada às complexas questões psicológicas e sociais que contribuem para as síndromes de dor crônica.[6]

A avaliação e o manejo da dor crônica são questões desafiadoras na medicina devido à complicada interface variável entre ela e diferentes formas de psicopatologia. Reconhecer a comorbidade da dor e das doenças psiquiátricas é importante, pois se a dor crônica carrega consigo uma probabilidade de ansiedade, depressão ou raiva, o fardo para esses pacientes é muito maior.[7]

Um conceito de grande importância na interface entre dor e psiquiatria é de "dor total", ideia proposta por Cicely Saunders, uma das precursoras do *hospice* e dos cuidados paliativos, em 1967. Esse conceito extrapola a dimensão puramente física da dor, acrescentando, em sua elaboração, a questão emocional, espiritual e social, em uma espiral de complexidade cuja herança é o entendimento de que o alívio da dor e do sofrimento requer o completo entendimento do ser humano.

Epidemiologia

As relações entre dor crônica e transtornos psiquiátricos foram examinadas e documentadas em vários estudos até o momento, sobremaneira no que diz respeito aos transtornos do humor e de ansiedade.[8] Contudo, a relação entre dor crônica e transtornos da personalidade tem sido menos explorada.[9] Estudos diferem sobre quais tipos de transtorno psiquiátrico são mais relevantes nas pessoas com dor, mas o transtorno de ansiedade generalizada tem sido identificado como o mais comum.[10,11]

Pacientes com câncer que sofrem de dor apresentam taxas aumentadas de depressão.[12] Estudos relataram taxas de prevalência de depressão entre 10 e 50%;[3,4] 15 a 28% dos pacientes sofrem de ansiedade e medos generalizados,[13] que frequentemente ocorrem com sintomas somáticos, como fadiga, dor, vômito, insônia e ansiedade de morte.[14] Os sintomas depressivos e ansiosos têm três vezes mais probabilidade de ocorrer nos últimos três meses de vida do que um ano antes da morte,[14] demandando reconhecimento e tratamento adequados.

Um estudo realizado com 90 pacientes com câncer de pulmão virgens de tratamento oncológico revelou que a dimensão dos padrões individuais de reatividade comportamental emocional e a dor física foram preditores de depressão.[15] A ocorrência conjunta de depressão com câncer não está associada apenas à redução da qualidade de vida, mas também à diminuição da adesão ao tratamento e ao aumento do número de internações.[14,16]

Outra associação muito comum entre dor e transtornos psiquiátricos é encontrada em pacientes com câncer de cabeça e pescoço.[17-19] Uma revisão sistemática identificou pacientes com câncer de cabeça e pescoço como os que apresentam maior prevalência de dor oncológica, chegando a

70% (IC 95%, 51-88%), muitas vezes cursando com dor crônica no período de sobrevivência.[17] O uso contínuo e prolongado de opioides para o manejo da dor está associado com condições psiquiátricas, dependência de álcool, tabagismo, idade, sexo e gravidade dos sintomas.[20,21] O conceito de "dor total"[22] é bem importante nesses pacientes, considerando os altos níveis de sofrimento psicológico e comorbidades psiquiátricas (p. ex., prevalência de transtorno de adaptação, depressão menor ou depressão maior, variando entre 16 e 20%).[23,24]

Etiologia

O córtex pré-frontal medial está correlacionado com mudanças na atividade da substância cinzenta periaquedutal, sugerindo, assim, um circuito cerebral por meio do qual as alterações do humor influenciam e reduzem a dor aguda.[25] O humor negativo pode diminuir a atividade do córtex estriado ventral, que, por sua vez, leva a um aumento da intensidade da dor pela falta de inibição dos circuitos de recompensa. Mudanças induzidas no humor podem recrutar aumento da atividade do córtex medial pré-frontal.

Pacientes com dor oncológica apresentam, com frequência, um aumento da ansiedade. Esse estresse psicológico pode influenciar a experiência dolorosa de forma negativa.[26] Essa relação dor-ansiedade é complexa e bidirecional. Pesquisas apontam que a ansiedade pode aumentar muito a percepção da dor;[26] por isso, é necessário identificá-la e tratá-la, reconhecendo os diversos processos envolvidos para se compreender a relação entre dor e ansiedade, em geral, e entre ansiedade e dor oncológica, especificamente.

Ansiedade é um estado emocional definido, em geral relacionado a um contexto evidente, em que é observado (ansiedade social, transtorno obsessivo-compulsivo, fobia), e não à experiência por si só ou por um processo subjacente no cérebro.[27] A biologia da ansiedade é complexa e importante do ponto de vista evolucionário, envolvendo várias regiões cerebrais, como amígdala e região periaquedutal dorsolateral.[28,29] O córtex cingulado posterior desempenha um papel na autorreflexão e introspecção, e o córtex pré-frontal medial está relacionado à determinação do valor e custo da recompensa, entre outras funções correlacionadas. Quanto à relação entre autorreflexão e introspecção, valor e custo da recompensa, valor e dor, a experiência subjetiva da dor é muitas vezes sinônimo de realizar a autorreflexão para monitorar e idealmente reduzi-la.[30]

Abordagem

A dor oncológica é uma experiência complexa, e cada paciente é único em sua resposta ao câncer e seu tratamento.[31] A maneira pela qual uma pessoa experimenta e relata a dor é influenciada por uma infinidade de fatores, incluindo aspectos da doença, tratamentos médicos, enfrentamento, apoio social, angústia e sofrimento psicológico.[32] Seu tratamento requer abordagem multimodal, com a utilização não apenas da farmacoterapia, mas também de terapias não farmacológicas.[33] O modelo biopsicossocial é uma maneira útil de abordar de forma abrangente a conceituação e o tratamento da dor no câncer. Ele parte do princípio de que fatores biológicos (lesão tecidual), fatores psicológicos (culpa, medo, pensamentos negativos) e fatores sociais (casamento, família, emprego) possam influenciar e ser influenciados pela dor[31,34] nos pacientes em todas as fases do processo da doença.

Está bem estabelecido que certos fatores psicossociais, como catastrofização, ansiedade relacionada à dor,[35,26] depressão,[33,37] sofrimento[38] e baixa qualidade de vida,[39] estão associados a níveis mais altos de dor[40] entre pacientes e sobreviventes de câncer. Humor, ansiedade e dor estão interligados de formas complexas, embora habitualmente a ansiedade seja mais flutuante do que a depressão.[41] O humor influencia muitas coisas (p. ex., circuitos cerebrais, resposta a medicamentos analgésicos, resposta à dor aguda e experiência de dor crônica), lançando um primeiro efeito positivo ou negativo na experiência subjetiva cognitiva (p. ex., quando se pensa e se seleciona uma classificação de dor). Pesquisas já identificaram a necessidade de melhorar o humor para que medicamentos analgésicos sejam eficazes.[42]

A idade pode ser uma variável importante na compreensão da experiência de dor entre pacientes com câncer. Pacientes mais jovens, com diferentes diagnósticos de câncer, em geral, relatam mais dor do que pacientes com mais idade,[43] apresentam limiares mais baixos para a dor manipulada experimentalmente,[44] bem como podem achar a dor mais angustiante e interferente no dia a dia,[45-47] contribuindo para uma maior perturbação do humor entre os mais jovens. Um estudo evidenciou que mulheres entre 25 e 44 anos com câncer de mama apresentavam maior sintomatologia depressiva do que mulheres com 45 anos ou mais, e essa diferença de idade, na depressão, foi parcialmente explicada pela interferência de dor e sintomas relacionados ao câncer no dia a dia das pacientes.[45] Essas descobertas são implicações importantes no tratamento de pacientes jovens com câncer, que podem se beneficiar sobretudo do tratamento psicossocial para ajudar no manejo do humor e dos sintomas, mudanças na aparência física, interrupção da vida, adaptação ao diagnóstico, ao tratamento[48-50] e redução do sofrimento correspondente ao término deste, facilitando o retorno às atividades, como trabalho e escola.[48]

Abordagem não farmacológica

Os médicos devem entender e saber lidar com o sofrimento humano e sua complexidade, pois o contato diário com a dor é muito difícil. A incapacidade para entendê-la e aliviá-la pode ocasionar um considerável estresse emocional e muito sofrimento.

Pesquisas mais recentes têm procurado esclarecer essas complexas inter-relações biopsicossociais na dor do câncer, controlando uma ampla gama de fatores médicos e relacionados à doença, examinando longitudinalmente as mudanças na dor e no peso dos sintomas.[12,51-53] Pesquisas transversais constataram de forma consistente que muitos fatores, incluindo depressão maior, ansiedade, sofrimento e baixa qualidade de vida, estão correlacionados com maiores níveis de dor entre pacientes oncológicos. Devido à co-ocorrência dos sintomas do câncer e as inter-relações biopsicossociais conhecidas na dor oncológica, parece natural que as intervenções que visam a um sintoma (dor) também possam ter um efeito positivo sobre outros sintomas (estresse). Se uma pessoa está experimentando um alto grau de angústia e ansiedade relacionada à dor do câncer, espera-se que o tratamento vise auxiliar o paciente a encontrar maneiras de lidar e controlar a dor, além de melhorar os sintomas psicológicos do humor, da angústia e da ansiedade.

Atualmente, encontra-se uma vasta literatura sobre fatores biopsicossociais na dor oncológica, e publicações recentes sobre o tema iluminam nossa compreensão de várias maneiras importantes. Duas avaliações publicadas nos últimos anos examinaram a eficácia de um subconjunto único de intervenção psicossocial: terapias artísticas criativas (CAT, do inglês *creative arts therapies*), que incluem musicoterapia, dança/movimento, terapia e várias formas de arteterapia. Os mecanismos subjacentes aos efeitos das CATs sobre os sintomas do câncer ainda não são bem compreendidos. Alguns propuseram que o valor inerente de aprender uma nova habilidade criativa, a distração dos estressores de vida e o apoio social a partir da atmosfera de grupo podem estar subjacentes aos efeitos do tratamento.[54] Uma metanálise recente descobriu que as CATs reduziram a ansiedade, a depressão e a dor, bem como melhoraram a qualidade de vida entre pacientes com câncer em tratamento,[55] sendo que o controle da dor se manteve após o tratamento. Da mesma forma, a musicoterapia também foi evidenciada como uma forma eficaz de manejo da dor para pacientes com câncer.[56]

Abordagem medicamentosa

O uso de antidepressivos é um recurso muito importante no tratamento destes pacientes, sendo que a maior eficácia está evidenciada para os antidepressivos tricíclicos (particularmente amitriptilina, imipramina, nortriptilina e clomipramina) e os duais, os inibidores seletivos da recaptação de serotonina e de noradrenalina (ISRSNs). Em relação a estes últimos, destacam-se a duloxetina e a venlafaxina. Os inibidores seletivos da recaptação de serotonina (ISRSs), eficazes para depressão, têm pouca eficácia na dor neuropática.

Na dor, o mecanismo de ação de um antidepressivo é distinto daquele na depressão, dada a maior rapidez de resposta e uma dosagem, em geral, menor para sua ação. O principal mecanismo de um antidepressivo na dor é, primeiramente, o aumento de noradrenalina no corno dorsal da medula espinal e, em segundo lugar, a ação no *locus coeruleus*, inibindo diretamente a dor e melhorando o funcionamento do sistema inibitório descendente, antes prejudicado. Dopamina e serotonina têm um papel menos conhecido, mas é provável que reforcem os efeitos inibitórios da noradrenalina.[57] É ainda possível pensar um efeito sobre o componente depressivo da dor total, ou seja, abordando o "braço" emocional deste fenômeno complexo que é a dor.

Para a finalidade de analgesia, os antidepressivos tricíclicos são usados em doses médias mais baixas do que na depressão. Isso facilita sua tolerância, pois se diminui a incidência de efeitos colaterais importantes dessas medicações, como hipotensão postural, xerostomia (boca seca), obstipação intestinal e sedação. Do mesmo modo, doses menores de antidepressivos duais costumam ser suficientes para promover alívio da dor.

A analgesia multimodal consiste na associação de fármacos adjuvantes com diferentes mecanismos, conhecidamente mais eficaz na analgesia[58] do que a utilização de monoterapias, bem como na redução dos efeitos secundários relacionados aos opioides (padrão-ouro no tratamento da dor oncológica).[33]

A cetamina é um fármaco antagonista de receptores N-metil-D-aspartato (NMDA) usado como anestésico geral há várias décadas, e nos últimos anos vem sendo administrada em doses subanestésicas como medicação adjuvante no tratamento da dor.[33,59] Tem sido descrito um efeito inibidor da reabsorção de monoaminas no sistema nervoso central (SNC),[33,59] bem como ação anti-inflamatória,[60] efeito semelhante a opioide[59] e ação antidepressiva potente com doses subanestésicas, podendo produzir efeitos antidepressivos quase imediatos após uma hora da administração do medicamento.[61,62] Especificamente para o tratamento da dor oncológica crônica, a cetamina ainda esbarra em dificuldades para equilibrar analgesia e funcionamento mental e físico do indivíduo, tendo em vista seu potencial de causar dependência.[63]

Salienta-se que a interpretação correta dos sintomas psiquiátricos em pacientes com câncer pode ser desafiadora, pois muitos sintomas, como, por exemplo, fadiga e perda de interesse, podem ter ligação com a doença primária, com os efeitos colaterais da quimioterapia ou com um transtorno do humor.

Esses achados ressaltam a importância do tratamento multidisciplinar ao longo do processo de tratamento do câncer, abordando os múltiplos aspectos dos sintomas vivenciados.

Referências

1. Marchand S. The phenomenon of pain. Seatle: IASP; 2012.
2. Gatchel RJ. Comorbidity of chronic pain and mental health disorders: the biopsychosocial perspective. Am Psychol. 2004;59(8):795-805.
3. Carlson LE, Angen M, Cullum J, Goodey E, Koopmans J, Lamont L, et al. High levels of untreated distress and fatigue in cancer patients. Br J Cancer. 2004;90(12):2297-304.
4. Masel EK, Berghoff AS, Mladen A, Schur S, Maehr B, Kirchhoff M, et al. Psyche at the end of life: psychiatric symptoms are prevalent in patients admitted to a palliative care unit. Palliat Support Care. 2016;14(3):250-8.
5. Tu CH, Hsu MC, Chi SC, Lin HY, Yen YC. Routine depression screening and diagnosing strategy for cancer inpatients. Psychooncology. 2014;23(9):1057-67.
6. Pawl R. "When the pain won't wane it's mainly in the brain". Surg Neurol Int. 2013;4(Suppl 5):S330-3.
7. Giamberardino MA, Costantini R, Affaitati G, Fabrizio A, Lapenna D, Tafuri E, et al. Viscero-visceral hyperalgesia: characterization in different clinical models. Pain. 2010;151(2):307-22.
8. Dersh J, Polatin PB, Gatchel RJ. Chronic pain and psychopathology: research findings and theoretical considerations. Psychosom Med. 2002;64(5):773-86.
9. Weisberg JN, Vaillancourt PD. Personality factors and disorders in chronic pain. Semin Clin Neuropsychiatry. 1999;4(3):155-66.

10. Fisbain DA, Goldberg M, Meagher BR, Steel R. Male and female chronic pain categorized by DSM-III psychiatry diagnosis criteria. Pain. 1986;26(2):181-97.

11. Atkinson JH, Slater MA, Patterson TL, Grant I. Prevalence, onset, and risk of psychiatric disorders in men with chronic low back pain: a controlled study. Pain. 1991;45(2):111-21.

12. Belfer I, Schreiber KL, Shaffer JR, Shnol H, Blaney K, Morando A, et al. Persistent postmastectomy pain in breast cancer survivors: analysis of clinical, demographic, and psychosocial factors. J Pain. 2013;14(10):1185-95.

13. Kerrihard T, Breitbart W, Dent R, Strout D. Anxiety in patients with cancer and human immunodeficiency virus. Semin Clin Neuropsychiatry. 1999;4(2):114-32.

14. Vignaroli E, Pace EA, Willey J, Palmer JL, Zhang T, Bruera E. The Edmonton Symptom Assessment System as a screening tool for depression and anxiety. J Palliat Med. 2006; 9(2):296-303.

15. Aukst M, Kukulj S, Šantić Ž. Predicting depression with temperament and character in lung cancer patients. Eur J Cancer Care. 2013;22(6):807-14.

16. Satin JR. Review: depression is associated with increased cancer mortality. Evid Based Ment Health. 2010;13(2):41.

17. Shuman AG, Terrell JE, Light E, et al: Predictors of pain among patients with head and neck cancer. Arch Otolaryngol Head Neck Surg. 2012;138:1147-54.

18. Kugaya A, Akechi T, Okuyama T, et al: Prevalence, predictive factors, and screening for psychologic distress in patients with newly diagnosed head and neck cancer. Cancer. 2000; 88(12):2817-23.

19. Keszte J, Danker H, Dietz A, Meister E4, Pabst F, Guntinas-Lichius O, et al. Course of psychiatric comorbidity and utilization of mental health care after laryngeal cancer: a prospective cohort study. Eur Arch Otorhinolaryngol. 2017;274(3):1591-9.

20. Dev R, Parsons HA, Palla S, Palmer JL, Del Fabbro E, Bruera E. Undocumented alcoholism and its correlation with tobacco and illegal drug use in advanced cancer patients. Cancer. 2011; 117(19):4551-6.

21. Lawlor P, Walker P, Bruera E, Mitchell S. Severe opioid toxicity and somatization of psychosocial distress in a cancer patient with a background of chemical dependence. J Pain Symptom Manage. 1997;13(6):356-61.

22. Ong CK, Forbes D. Embracing Cicely Saunders's concept of total pain. BMJ. 2005;331 (7516):576.

23. Henry M, Rosberger Z, Ianovski LE, Hier M, Zeitouni A, Kost K,et al. A screening algorithm for early detection of major depressive disorder in head and neck cancer patients post-treatment: longitudinal study. Psychooncology. 2018;27(6):1622-8.

24. Devins M, Otto KJ, Irish JC, Rodin G. Head and neck cancer. In: Holland JC, Breitbart WS, Butow PN, Jacobsen PB, Loscalzo MJ, McCorkle R. Psychooncology. New York: Oxford University; 2015. p. 92-7.

25. Leknes S, Berna C, Lee MC, Snyder GD, Biele G, Tracey I. The importance of context: when relative relief renders pain pleasant. Pain. 2013;154(3):402-10.

26. Thielking PD. Cancer pain and anxiety. Curr Pain Headache Rep. 2003;7(4):249-61.

27. Etkin A, Wager TD. Functional neuroimageing of anxiety: a meta-analysis of emotional processing in PTSD, social anxiety disorder, and specific phobia. Am J Psychiatry. 2007; 164(10):1476-88.

28. Amaral DG, Behniea H, Kelly JL.Topografic organization of projections from the amygdala to the visual córtex in the macaque monkey. Neuroscience. 2003;118(4):1099-120.

29. Graeff FG, Del-Bem CM.Neurobiology of panic disorde: from animal models to brain neuroimaging. Neurosci Biobehav Rev. 2008;32(7):1326-35.

30. Willoughby SG, Hailey BJ, Mulkana S, Rowe J. The effect of laboratory-induced depressed mood state on responses to pain. Behav Med. 2002;28(1):23-31.

31. Somers TJ, Keefe FJ, Porter LP. Understanding and enhancing patient and partner adjustment to disease-related pain: a biopsychosocial perspective. In: Moore RJ, editor. Biobehavioral approaches to pain. New York: Springer; 2008. p. 95-124.

32. Syrjala K, Chapko M. Evidence for a biopsychosocial model of cancer treatment-related pain. Pain. 1995;61(1):69-79.

33. Tauben D. Nonopioid medications for pain. Phys Med Rehabil Clin N Am. 2015;26(2): 219-48.

34. Keef FJ, Abernethy AP, Campbell LC. Psychological approaches to understanding and treating disease-related pain. Annu Rev Psychol. 2005;56:601-30.

35. Galloway S, Baker M, Giglio P, Chin S, Madan A, Malcolm R, et al. Depression and anxiety symptoms relate to distinct components of pain experience among patients with breast cancer. Pain Res Treat. 2012;2012:851276.

36. Fitzgerald P, Lo C, Li M, Gagliese L, Zimmermann C, Rodin G. The relationship between depression and physical symptom burden in advanced cancer. BMJ Support Palliat Care. 2015;5(4):381-8.

37. Shuman AG, Terrell JE, Light E, Wolf GT, Bradford CR, Chepeha D, et al. Predictors of pain among patients with head and neck cancer. Arch Otolaryngol Head Neck Surg. 2012; 138(12):1147-54.

38. Brinkman T, Zhu L, Zeltzer LK, Recklitis CJ, Kimberg C, Zhang N, et al. Longitudinal patterns of psychological distress in adult survivors of childhood cancer. Br J Cancer. 2013; 109(5):1373-81.

39. Zoega S, Fridriksdottir N, Sigurdardottir V, Gunnarsdottir S. Pain and other symptoms and their relationship to quality of life in cancer patients on opioids. Qual Life Res. 2013; 22(6):1273-80.

40. de Boer M, Struys M, Versteegen G. Pain-related catastrophizing in pain patients and people with pain in the general population. Eur J Pain. 2012;16(7):1044-52.

41. Atkinson JH, Slater MA, Grant I, Patterson TL, Garfin SR. Depressed mood in chronic low back pain: relationship with stressful life events. Pain. 1988;35(1):47-55.

42. Kolodny AL. Importance of mood amelioration in relief of pain. A controlled comparative study of three analgesic agents. Psychosomatics 1963;4:230-3.

43. Pickering G. Age differences in clinical pain states. In: Gibson S, Weiner D, editors. Pain in older persons. Seattle: IASP; 2005. p. 67-85.

44. Gibson S, Helme R. Age-related differences in pain perception and report. Clin Geriatr Med. 2001;17(3):433-56.

45. Avis NE, Levine B, Naughton MJ, Case DL, Naftalis E, Van Zee KJ. Explaining age-related differences in depression following breast cancer diagnosis and treatment. Breast Cancer Res Treat. 2012;136(2):581-91.

46. Krok J, Baker T, McMillan S. Age differences in the presence of pain and psychological distress in younger and older cancer patients. J Hosp Palliat Nurs. 2013;15(2):107-13.

47. Cataldo J, Paul S, Cooper B, Skerman H, Alexander K, Aouizerat B, et al. Differences in the symptom experience of older versus younger oncology outpatients: a cross-sectional study. BMC Cancer 2013;13:1-16.

48. Kwak M, Zebrack BJ, Meeske KA, Embry L, Aguilar C, Block R, et al. Trajectories of psychological distress in adolescent and young adult patients with cancer: a 1-year longitudinal study. J Clin Oncol. 2013;31(17):2160-6.

49. Zebrack B, Block R, Hayes-Lattin B, Embry L, Aguilar C, Meeske KA, et al. Psychosocial service use and unmet need among recently diagnosed adolescent and young adult cancer patients. Cancer. 2013;119(1):201-14.

50. Trevino K, Fasciano K, Block R, Prigerson H. Correlates of social support in young adults with advanced cancer. Support Care Cancer. 2013;21(2):421-9.

51. Masselin-Dubois A, Schulz K, Järvinen I, Lefering R, Simanski C, Neugebauer EA. Are psychosocial predictors of chronic postsurgical pain dependent on the surgical model? A comparison of total knee arthroplasty and breast surgery for cancer. Eur J Pain. 2009; 13(7):719-30.

52. Schreiber K, Martel MO, Shnol H, Shaffer JR, Greco C, Viray N, et al. Persistent pain in postmastectomy patients: comparison of psychophysical, medical, surgical, and psychosocial characteristics between patients with and without pain. Pain. 2013;154(5):660-8.

53. Golan-Vered Y, Pud D. Chemotherapy-induced neuropathic pain and its relation to cluster symptoms in breast cancer patients treated with paclitaxel. Pain Pract. 2013;13(1):46-52.

54. Thomson L, Ander EE, Menon U, Lanceley A, Chatterjee HJ. Enhancing cancer patient well-being with a nonpharmacological, heritage-focused intervention. J Pain Symptom Manage. 2012;44(5):731-40.

55. Puetz T, Morley C, Herring M. Effects of creative arts therapies on psychological symptoms and quality of life in patients with cancer. JAMA Intern Med. 2013;173(11):960-9.

56. Zhang J, Wang P, Yao JX, Zhao L, Davis MP, Walsh D, et al. Music interventions for psychological and physical outcomes in cancer: a systematic review and meta-analysis. Support Care Cancer. 2012;20(12):3043-53.

57. Obata H. Analgesic mechanisms of antidepressants for neuropathic pain. Int J Mol Sci. 2017;18(11). pii: E2483.

58. Argoff CE, Albrecht P, Irving G, Rice F. Multimodal analgesia for chronic pain: rationale and future directions. Pain Med. 2009;10(S2):S53-66.

59. Niesters M, Martini C, Dahan A. Ketamine for chronic pain: risks and benefits. Br J Clin Pharmacol. 2014;77(2):357-67.

60. Wolff K, Winstock AR. Ketamine: from medicine to misuse. CNS Drugs. 2006;20(3):199-218.

61. Berman RM, Cappiello A, Anand A, Oren DA, Heninger GR, Charney DS, Krystal JH. Antidepressant effects of ketamine in depressed patients. Biol Psychiatry. 2000;47(4):351-4.

62. Zarate CA, Singh JB, Carlson PJ, Brutsche NE, Ameli R, Luckenbaugh DA, et al. A randomized trial of an N-methyl-D-aspartate antagonist in treatment-resistant major depression. Arch Gen Psychiatry. 2006;63(8):856-64.

63. Pizzo PA, Clark NM. Alleviating suffering pain relief in the United States. N Engl J Med. 2012;366(3):197-9.

PACIENTE EM FASE FINAL DE VIDA 12

Toshio Chiba
Gustavo Cassefo
João Luiz Chicchi Thomé

Durante o processo de adoecimento, o paciente passa por transformações físicas, assim como psíquicas, sociais e existenciais – a maioria delas relacionada com o sentimento de perda: da autonomia, da capacidade de se alimentar, da autoimagem, da capacidade laboral, da sua função dentro do contexto familiar. Enfim, sintomas físicos que interferem na maneira de pensar e agir desses pacientes, provocando alterações do humor e da interação com o seu meio de convívio, interferindo, assim, no âmbito familiar.

Os familiares também vivenciam essas mudanças e sentem o impacto da doença em suas vidas.[1] A proximidade da morte e as perdas progressivas intensificam o sofrimento. Somados a todo esse processo se incluem as relações humanas e os vínculos estabelecidos; sentimentos de compaixão intercalados com culpa; as diversas formas do medo – medo do sofrimento do próximo e do seu próprio; medo do desconhecido; e um dos mais temidos: o medo da morte.[1,2]

O processo de finitude é algo individual e único. Podem ocorrer alterações físicas (surgimento de novos sintomas ou intensificação dos prévios), psíquicas e comportamentais. Há pacientes que permanecem lúcidos e comunicativos até as últimas horas de vida. Outros, por sua vez, podem apresentar alteração do nível de consciência, desde agitação psicomotora até sonolência, seguida de coma.[2]

Neste capítulo, discute-se o processo de final de vida, que pode representar as últimas semanas, os últimos dias ou as últimas horas de vida, dependendo da definição encontrada na literatura. Entretanto, apesar de haver divergência na literatura quanto ao tempo de duração da fase final de vida, esta pode ser descrita como a continuidade da evolução de sinais e sintomas associados a uma doença avançada e progressiva, que apresenta disfunções orgânicas de caráter irreversível, levando o paciente a um rápido declínio funcional.[3]

Avaliação

Reconhecer o processo de fase final de vida muitas vezes é um desafio no contexto de doenças oncológicas, sobretudo quando se depara com situações clínicas potencialmente reversíveis, como nos processos infecciosos, que continuam sendo uma das principais causas de morte nos pacientes com câncer.

A identificação precoce dos sintomas e a avaliação prognóstica adequada são importantes para o planejamento dos cuidados individualizados ao paciente e para o acolhimento dos familiares. Os principais sinais e sintomas são:[2]

- Diminuição da ingesta oral.
- Fraqueza e fadiga intensa, que pode levar à diminuição da atividade social.
- Imobilidade e maior dependência.
- Diminuição de eliminações fisiológicas: retenção urinária, oligúria, obstipação ou incontinências.
- Exacerbação de sintomas físicos.
- Alteração do nível de consciência: sonolência ou agitação psicomotora.
- Alterações respiratórias: dispneia com ou sem respiração de Cheyne-Stokes, respiração agônica da fase de final de vida e ronco da morte ("sororoca").
- Alterações hemodinâmicas: pele fria e cinzenta, cianose de extremidades, perfusão periférica diminuída, hipotensão arterial e bradicardia.
- Alterações da pele: diminuição do turgor da pele, livedo reticular, úlceras terminais de Kennedy (lesões da pele ainda pouco conhecidas, de início súbito e com rápida piora, com expectativa de 6 semanas após seu surgimento).

No paciente oncológico com rápido declínio funcional ou declínio funcional inesperado, deve-se fazer uma investigação das causas potencialmente reversíveis: processos infecciosos, distúrbios metabólicos, efeitos colaterais de medicações, entre outras. Identificando-as, devem ter seu tratamento específico realizado antes de serem consideradas como um processo irreversível de uma fase final de vida.

Abordagem

Os cuidados do paciente nas últimas horas ou dias de vida visam preservar a dignidade do indivíduo, priorizando a manutenção de medidas clínicas que determinem o conforto e o controle preciso dos sintomas, sendo que os tratamentos e os procedimentos propostos não devem ser mais sofridos do que o próprio processo de doença.[3,4] Além dos cuidados com os sintomas físicos, torna-se prioritário atender as necessidades do paciente em todas as suas dimensões. A seguir, estão descritos alguns tipos de sofrimentos físicos, psíquicos e religiosos/espirituais e sociais vivenciados na fase final de vida.[2]

- **Sofrimentos físicos:**
    - Controle de sintomas físicos (boca seca, confusão, dor, etc.).
    - Questões relacionadas à alimentação e hidratação (sofrimento mais frequente da família do que do próprio paciente).
    - Incontinências/retenção urinária.
    - Lesões por pressão.
- **Sofrimentos psíquicos:**
    - Relacionados ao paciente e familiares: despedidas e reconciliações; preocupações com familiares; ansiedade/angústia, medo de dormir (e não acordar), medo do desconhecido, medo da morte iminente.
    - Relacionados aos cuidadores: sintomas de estresse do cuidador, risco de luto complicado e risco de suicídio.
- **Sofrimentos espirituais:**
    - Ritos religiosos, como confissões, orações, bênçãos, cantos.
    - Importância dos cuidados do corpo após o óbito.
    - Compreensão das reações de perda, inclusive do luto antecipado.
- **Sofrimentos sociais:**
    - Em geral, abordados com familiares, principalmente relacionados aos trâmites burocráticos dos cuidados pós-óbito: atestado de óbito, local de óbito, sepultamento ou cremação.

Devido ao caráter multidimensional do cuidado do paciente em fase final de vida, o atendimento interdisciplinar deve ser estimulado, pois permite uma melhor abordagem do paciente e seus familiares. A seguir são listadas as principais ações multiprofissionais indicadas para esses pacientes e seus familiares:[2]

- Proporcionar alimentação oral de conforto se o paciente estiver bem acordado. Se houver risco de broncoaspiração, adaptar a dieta sempre que possível para manter a alimentação oral.
- Devem ser adotados cuidados com a administração de grandes volumes de hidratação intravenosa/hipodermóclise, em razão do risco de congestão pulmonar e sistêmica, além do risco de aumento das secreções pulmonares e gastrintestinais.
- Suspender a administração de medicamentos não imprescindíveis no processo de fase final de vida, como antiagregantes plaquetários, estatinas, antidepressivos, anti-hipertensivos, profiláticos de eventos tromboembólicos, entre outros.
- Estar atento ao controle da dor e de outros sintomas físicos.
- Oferecer sedação paliativa em caso de sintomas refratários.
- Cuidar da hidratação da pele e mucosas, além da higiene corporal geral.
- Revisar as vias de administração de medicamentos: oral, hipodermóclise, intravenosa, retal, etc.
- Manter a privacidade do paciente, oportunizar despedidas e reconciliações, além de possibilitar a realização de rituais religiosos.
- Planejar questões burocráticas: atestado de óbito, local de óbito, manifestações de desejo em relação ao tipo de sepultamento ou à cremação.
- Manter uma comunicação clara e oferecer suporte ao paciente e seus familiares.

É fundamental que a comunicação seja clara e respeitosa, permita ao paciente e aos familiares compreenderem melhor o processo de finitude e os cuidados necessários para o alívio do sofrimento, além de promover acolhimento e conforto. Pode ser importante informar ao paciente, quando possível, e aos familiares sobre o potencial risco de evolução de alguns sinais e sintomas da doença e do processo de terminalidade, como a possibilidade de descompensação de sintomas, alterações do padrão respiratório e do nível de consciência.

Diante da proximidade da morte, o sofrimento da perda do ente querido precisa ser cuidado e acolhido. Os familiares podem expressar a sensação de impotência perante a morte por meio da raiva e de descompensações emocionais. O profissional de saúde deve entender que essas reações nada mais são do que a expressão de um sofrimento e que devem ser acolhidas e amparadas sempre que possível.

Na prática clínica, é perceptível a angústia dos familiares em relação à baixa ingesta oral nos últimos dias de vida. Nesses casos, o acolhimento das angústias e orientações sobre o não benefício da manutenção de dietas artificiais, o risco de broncoaspiração e a desmistificação do medo de "morrer de fome" se tornam as medidas mais importantes a serem realizadas.[5]

Além do preparo do paciente e dos familiares, é importante estar atento a sintomas de estresse do cuidador e *burnout* dos profissionais envolvidos nos cuidados do paciente em fase final de vida. Informar e esclarecer dúvidas da equipe multiprofissional que presta assistência, traçar planos de ação, no caso de descompensação de sintomas, trazendo segurança à equipe, esclarecer o processo de finitude, acolher as angústias da equipe e identificar profissionais que apresentem desconforto ou sofrimento ao lidar com pacientes em final de vida são algumas das ações possíveis e sugeridas para cuidar de quem cuida.

Sintomas físicos

O paciente no processo de final de vida pode vivenciar diferentes sintomas, além da intensificação dos já existentes. Os principais sintomas são discutidos na **Tabela 12.1**.

Sofrimento existencial

Como abordado, diversas são as características dos pacientes que se encontram em fase final de vida. Eles possuem demandas nas diferentes dimensões do ser humano, motivo pelo qual é necessário atentar para além do físico.

Alguns autores colocam todos esses sofrimentos (psíquicos, sociais, existenciais e religiosos) dentro de uma única dimensão e a chamam de sofrimento existencial. Dá-se o nome a esse sofrimento àqueles que se apresentam com alterações do humor, da personalidade, entre outras mudanças, quando confrontados com grandes dificuldades, entre elas o conhecimento do fim da vida (**Quadro 12.1**).[7-13]

TABELA 12.1 | Principais sintomas físicos da fase final de vida e seus respectivos tratamentos

Sintoma/indicação	Medicação	Via de administração	Dose	Máximo em 24 horas
Dor	Morfina ou opioide equivalente	Parenteral (IV ou SC)	Conversão da dose prévia VO para parenteral (1:3)	Até o controle da dor ou o início de efeitos colaterais*
	Para dor neuropática, indica-se cetamina		A dose varia de acordo com a necessidade de cada paciente	
Dispneia, se associada a ansiedade	Morfina	Parenteral (IV ou SC)	1-2,5 mg, 4/4 h, para pacientes virgens de opioide. Para usuários crônicos, aumento de até 30% da dose habitual	Até o controle da dispneia ou o início de efeitos colaterais*
	Midazolam		1-5 mg, 4/4 h	
Náusea e vômitos	Metoclopramida	Parenteral (IV ou SC)	10-20 mg, 2-4x/dia	30-80 mg
	Causa central: haloperidol		0,5-1,5 mg, 2-3x/dia	5 mg
Obstrução intestinal maligna	Com cólica abdominal: escopolamina	Parenteral (IV ou SC)	20-40 mg, 4x/dia	240 mg
	Com vômitos refratários: octreotida		100-300 µg, 2x/dia	1.200 µg
Delirium	Haloperidol Clorpromazina Midazolam	Parenteral (IV ou SC)	1,5-5 mg, 3x/dia 25-50 mg, 4x/dia 2,5-5 mg, 4/4 h	15 mg/dia 200 mg/dia 60 mg/dia
Secreção de via aérea	Escopolamina	Parenteral (IV ou SC)	40 mg, a cada 2-4 h	120 mg
	Brometo de ipratrópio	Inalatória	40 gotas, 4/4 h	Não está definido
	Atropina	Oral	0,5 mg, 4/4 h	3 mg

*Efeitos colaterais limitantes do aumento da dose de opioides e/ou sintomas de intoxicação por opioides: miose, bradipneia, confusão mental e rebaixamento do nível de consciência.
IV, intravenosa; SC, subcutânea; VO, via oral.
Fonte: Adaptada de Lacey.[6]

QUADRO 12.1 | Características do sofrimento existencial

- Caráter subjetivo
- Curso de progressão imprevisível e flutuante
- Passível de ocorrer em qualquer fase do processo de adoecimento
- Terapêuticas não farmacológicas são as mais efetivas
- Dificuldade de determinar quando o sofrimento existencial é considerado refratário

Fonte: Schur e colaboradores.[13]

O sofrimento existencial pode ser definido, então, como o conjunto de vários sintomas psicológicos mal-definidos, incluindo um senso de desesperança, desapontamento, perda de autoestima, remorso, falta de sentido e perda da identidade pessoal.[14]

Algumas das estratégias para abordagem do paciente que vivencia um sofrimento psíquico-existencial são eminentemente não farmacológicas, como psicoterapia, musicoterapia, terapia de relaxamento e suporte religioso e espiritual.

Por se tratar de um tema ainda controverso e sem uma definição clara em relação ao conceito e sobre quando considerar como um sofrimento refratário, não há uma indicação bem estabelecida na literatura no que se refere ao uso da sedação paliativa nos sofrimentos existenciais.[13] Antes da tomada de decisão em relação à proposta de sedação paliativa, é necessária a avaliação multiprofissional com as equipes de cuidados paliativos, psiquiatria, psicologia, enfermagem, serviço social, capelania, e todo e qualquer outro profissional de saúde de acordo com as demandas do paciente.

Nos pacientes em fase final de vida, o sofrimento existencial pode se tornar insuportável e intolerável, sendo que uma das alternativas propostas na literatura para o controle desse sofrimento seria a realização de uma sedação paliativa intermitente, permitindo que o paciente tenha períodos de conforto e alívio do sofrimento nos momentos mais críticos, quebrando o ciclo de ansiedade e estresse vivenciado.[15,16]

Contudo, os pacientes devem ser avaliados de maneira individual e de preferência por especialistas, tanto em cuidados paliativos como em psiquiatra, para a melhor análise do sofrimento existencial. Somente após essas avaliações, e em conjunto com a equipe multiprofissional, pode-se definir um sofrimento existencial como refratário, e que talvez necessite de sedação paliativa, a qual é abordada mais adiante neste capítulo.

Diretivas antecipadas de vontade

O tratamento no processo de final de vida não pode ser mais sofrido do que o próprio processo de adoecimento. Frente ao quadro de finitude, o paciente pode expressar os seus desejos com base em valores e crenças de como gostaria de ser cuidado diante de uma situação de incurabilidade da doença e da irreversibilidade do processo de terminalidade.

Desde 2006, o Conselho Federal de Medicina (CFM) discute sobre os cuidados paliativos, permitindo ao médico uma abordagem voltada para o controle de sintomas e alívio do sofrimento nos quadros em que o processo de adoecimento é irreversível, e a morte, algo inevitável.

> Conselho Federal de Medicina – Resolução 1.805/2006[17]
> **Art. 1:** É permitido ao médico limitar ou suspender procedimentos e tratamentos que prolonguem a vida do doente em fase terminal, de enfermidade grave e incurável, respeitada a vontade da pessoa ou de seu representante legal.
> **Art. 2:** O doente continuará a receber todos os cuidados necessários para aliviar os sintomas que levam ao sofrimento, assegurada a assistência integral, o conforto físico, psíquico, social e espiritual, inclusive assegurando-lhe o direito à alta hospitalar.

Nesse sentido, os cuidados paliativos promovem o tratamento para alívio de sintomas e dos sofrimentos humanos, não acelerando nem adiando a morte, permitindo que a doença evolua em seu curso natural, conhecido como ortotanásia. Dessa maneira, o CFM determinou na Resolução 1.995/2012:[18]

> **Art. 1º** Definir diretivas antecipadas de vontade como o conjunto de desejos, prévia e expressamente manifestados pelo paciente, sobre cuidados e tratamentos que quer, ou não, receber no momento em que estiver incapacitado de expressar, livre e autonomamente, sua vontade.

Sedação paliativa

A intensificação dos sintomas físicos e psíquico-existenciais pode tornar o processo de morte muito doloroso e angustiante. Quando não há outras medidas que possam aliviar o sofrimento do paciente, deve-se considerar o uso da sedação paliativa.

Sedação paliativa compreende a utilização de medicamentos que reduzem o nível de consciência para aliviar adequadamente um ou mais sintomas refratários em pacientes com doenças avançadas em fase terminal.[19]

O sintoma é considerado refratário quando foram esgotados todos os recursos para o controle adequado dos sintomas e estes persistem de forma intolerável e insuportável.[19] Entre os sintomas mais frequentemente associados à indicação de sedação paliativa estão dispneia, *delirium*, dor e sofrimento existencial, além de outros.[20]

A sedação paliativa também está indicada nos casos de morte iminente com intenso sofrimento, não havendo tempo suficiente para o controle adequado dos sintomas com outras medidas, como em pacientes com sangramentos tumorais maciços em tumores de cabeça e pescoço.[19] A seguir é apresentado um resumo dos pontos determinantes da indicação de sedação paliativa:

- Doença avançada em fase terminal.
- Sintomas refratários com sofrimento insuportável.
- Esgotamento de recursos disponíveis.
- Morte iminente com sofrimento intenso.
- Avaliação multiprofissional.

Quando indicada a sedação paliativa, tanto familiares quanto profissionais de saúde podem confundir este procedimento para alívio de um sintoma com eutanásia. A eutanásia é uma intervenção que visa abreviar o tempo de vida do paciente, em qualquer momento da evolução da sua doença, a pedido do paciente ou de seu responsável legal.[19] A sedação paliativa utiliza a menor dose necessária de medicações sedativas com objetivo de alívio dos sintomas, permitindo que a doença siga seu curso natural, preservando a dignidade e não antecipando a morte. No **Quadro 12.2**, estão descritos alguns pontos que diferenciam os dois procedimentos.[21]

Nos casos que se apresentam com sintomas de difícil controle ou já considerados refratários, é sugerido o acompanhamento da equipe de cuidados paliativos para o auxílio no manejo de sintomas e da sedação paliativa.

Quando confirmada a presença de um ou mais sintomas refratários e indicado o uso de sedação paliativa, deve-se conseguir o consentimento do paciente

QUADRO 12.2 | Diferenças entre sedação paliativa e eutanásia

	Sedação paliativa	Eutanásia
Objetivo	Alívio do sofrimento pelo rebaixamento do nível de consciência	Alívio do sofrimento por meio da antecipação da morte
Ação	Uso de sedativos na menor dose necessária para controle dos sintomas	Uso de substâncias letais em altas doses
Resultado esperado	Alívio do sofrimento	Morte imediata
Tempo de sobrevida	Uso na fase final de vida – últimos dias ou semanas	Em qualquer momento da evolução da doença – últimas semanas ou meses

Fonte: Rietjens e colaboradores.[21]

enquanto este mantiver a sua consciência e autonomia. Caso o paciente tenha perdido a capacidade para a tomada de decisões, devem-se levar em consideração os valores e desejos expressos previamente em seu testamento vital e/ou diretivas antecipadas. Se o paciente estiver impossibilitado de tomar as decisões e não tiver suas diretivas expressas antecipadamente, deve-se buscar o consentimento do responsável legal ou a quem o paciente tenha determinado como seu representante (**Fig. 12.1**).[22,23]

A medicação de escolha mais usada para a sedação paliativa é o midazolam, pelo fato de apresentar menos efeitos colaterais, menor tempo de meia-vida, no caso de necessidade de suspensão da sedação, e em razão da maior habilidade dos profissionais em manipular este fármaco. Nos casos de agitação psicomotora intensa e *delirium* hiperativo, pode-se realizar sedação paliativa com neurolépticos, assim como podem ser escolhidos anticonvulsivantes nos casos de estado de mal epiléptico.[20,22] A **Tabela 12.2** mostra as medicações e sugestões de doses utilizadas.[24,25]

Além dos benzodiazepínicos e neurolépticos, podem ser utilizados os barbitúricos (como fenobarbital) e o propofol, nos casos em que os primeiros não foram eficazes para atingir o controle efetivo dos sintomas.[24]

Outra medicação que tem sido estudada para sedação paliativa é a dexmedetomidina, devido à combinação de seus efeitos analgésicos e sedativos,

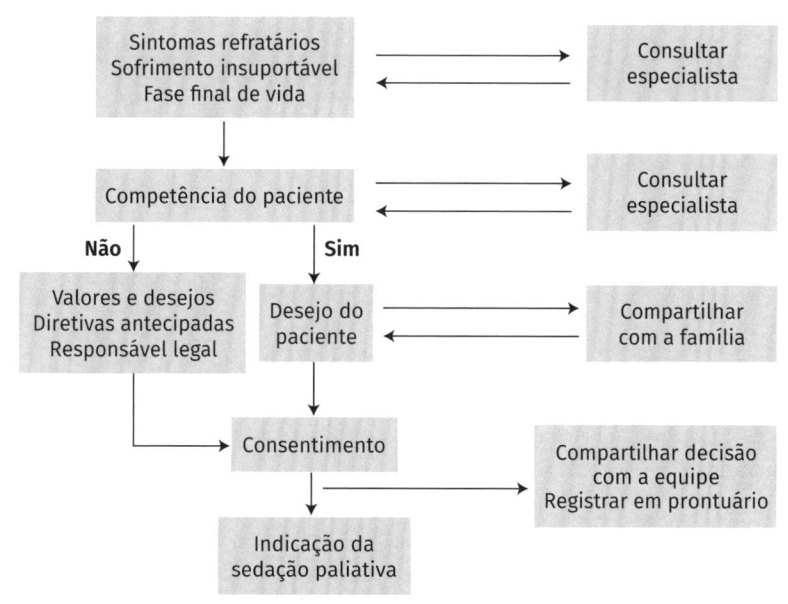

```
┌─────────────────────────┐                  ┌──────────────┐
│  Sintomas refratários   │ ───────────────► │   Consultar  │
│  Sofrimento insuportável│                  │ especialista │
│   Fase final de vida    │ ◄─────────────── │              │
└───────────┬─────────────┘                  └──────────────┘
            ▼
┌─────────────────────────┐                  ┌──────────────┐
│ Competência do paciente │ ───────────────► │   Consultar  │
│                         │ ◄─────────────── │ especialista │
└──┬──────────────────┬───┘                  └──────────────┘
 Não│              Sim│
    ▼                 ▼
┌──────────────┐  ┌──────────┐              ┌──────────────┐
│Valores e     │  │Desejo do │ ───────────► │ Compartilhar │
│desejos       │  │paciente  │              │ com a família│
│Diretivas     │  │          │ ◄─────────── │              │
│antecipadas   │  └────┬─────┘              └──────────────┘
│Responsável   │       │
│legal         │       ▼
└──────┬───────┘  ┌──────────────┐          ┌──────────────────┐
       └────────► │Consentimento │ ───────► │Compartilhar decisão│
                  └──────┬───────┘          │ com a equipe       │
                         ▼                  │Registrar em prontuário│
                  ┌──────────────┐          └──────────────────┘
                  │ Indicação da │
                  │sedação paliativa│
                  └──────────────┘
```

FIGURA 12.1 | Algoritmo para início da sedação paliativa.
Fonte: Cassefo e colaboradores.[23]

mediante ação agonista α_2-adrenérgica agindo na via descendente da dor. Possui menor risco de depressão respiratória, tendo como principais efeitos colaterais a hipotensão arterial e a bradicardia. Apesar de ser uma medicação promissora, ainda necessita de mais estudos e evidências para uso na sedação paliativa.[26]

O **Quadro 12.3** mostra algumas orientações para o início e a manutenção da sedação paliativa.

Os opioides são analgésicos e não devem ser usados com o objetivo de sedação paliativa. O rebaixamento do nível de consciência é um efeito colateral dos opioides, e as doses que determinam esse rebaixamento são muito próximas das doses tóxicas, que podem levar à depressão respiratória e, assim, abreviar o tempo de vida do paciente.[27] No entanto, nos pacientes em uso prévio de opioides e com indicação do início da sedação paliativa, os opioides devem ser mantidos, visto que os medicamentos utilizados para sedação paliativa não possuem ação analgésica e a suspensão poderia determinar sintomas de abstinência.[27]

TABELA 12.2 | Medicações utilizadas na sedação paliativa

	Medicação	Dose	Via de administração	Dose máxima em 24 horas
Benzodiazepínicos	Midazolam	2,5-5 mg	Parenteral (IV ou SC)	60 mg/24 horas. Alguns centros usam até 200 mg/dia. Contudo, acima de 30 mg, orienta-se associar antipsicótico
Neurolépticos	Haloperidol	2,5-10 mg	Parenteral (IV ou SC)	5-10 mg/dia
	Levomepromazina	12,5-25 mg Em idosos: 6,25 mg		300 mg/dia Acima dessa dose, considerar outra opção
Barbitúricos	Fenobarbital	100-200 mg	Parenteral (IV ou SC)	Comum até 1.600 mg. Alguns estudos descrevem até 3.800 mg/24 horas

IV, intravenosa; SC, subcutânea.
Fonte: Twicross e colaboradores.[24]

QUADRO 12.3 | Orientações para início e manutenção da sedação paliativa

- Consentimento do paciente e/ou responsável legal
- Registro adequado em prontuário
- Orientação e suporte multiprofissional aos familiares
- Acesso exclusivo para sedação paliativa de preferência
- Se em uso de opioides, manutenção
- Manutenção de cuidados de higiene e hidratação da pele e mucosas

A morte é um pensamento muito presente na vida do paciente com câncer, desde o diagnóstico até os momentos finais de sua vida e, mesmo estando com os sintomas físicos controlados, o paciente pode vivenciar intenso sofrimento psíquico e existencial.

É importante que a equipe multiprofissional esteja preparada para o cuidado do paciente em fase final de vida em todos os seus sofrimentos e sua complexidade. Permitir que o paciente viva com qualidade de vida e dignidade até a sua morte e dar suporte aos familiares com respeito e compaixão são cuidados essenciais no processo de terminalidade da vida.

Referências

1. Vachon MLS. The emotional problems of the patient in palliative medicine. In: Hanks G, Cherny NI, Christakis NA, Fallon M, Kaasa S, Portenoy RK, editors. Oxford textbook of palliative medicine. New York: Oxford University; 2010. p. 1410-36.

2. Kira CM. Assistência às últimas horas de vida. In: Carvalho RT, Souza, MRB, Franck EM, Polastrini RTV, Crispim D, Jales SMCP. Manual de residência de cuidados paliativos: abordagem multidisciplinar. São Paulo: Manole; 2018. p. 977-93.

3. Américo AFQ. As últimas quarenta e oito horas de vida. In: Carvalho RT, Parsons HA. Manual de cuidados paliativos ANCP. Porto Alegre: Sulina; 2012. p. 533-43.

4. Conselho Federal de Medicina. Capítulo V. Relação com o paciente e familiares. In: Conselho Federal de Medicina. Resolução CFM nº 1.931/2009. Aprova o Código de Ética Médica. Brasília: CFM; 2009.

5. Kira CM. As últimas 48 horas. In: Conselho Regional de Medicina do Estado de São Paulo. Cuidados paliativos. São Paulo: CREMESP; 2008. p. 337-53.

6. Lacey J. Management of the actively dying patient. In: Cherny N, Fallon M, Kaasa S, Portenoy R, Currow DC. Oxford textbook of palliative medicine. 5th ed. Oxford: Oxford University; 2015. p. 1125-33.

7. Schuman-Olivier Z, Brendel DH, Forstein M, Price BH. The use of palliative sedation for existential distress: a psychiatric perspective. Harv Rev Psychiatry. 2008;16(6):339-51.

8. Boston P, Bruce A, Schreiber R. Existential suffering in the palliative care setting: an integrated literature review. J Pain Symptom Manage. 2011;41(3):604-18.

9. Cassell EJ. The nature of suffering. In: Youngner S, Arnold R, editors. The Oxford handbook of ethics at the end of life. Oxford: Oxford University; 2016. p. 216-26.

10. Morita T. Differences in physician-reported practice in palliative sedation therapy. Support Care Cancer. 2004;12(8):584-92.

11. Murata H. Spiritual pain and its care in patients with terminal cancer: construction of a conceptual framework by philosophical approach. Palliat Support Care. 2003;1(1):15-21.

12. Murata H, Morita T. Conceptualization of psycho- existential suffering by the Japanese Task Force: the first step of a nationwide project. Palliat Support Care. 2006;4(3):279-85.

13. Schur S, Radbruch L, Masel EK, Weixler D, Watzke HH. Walking the line. Palliative sedation for existential distress: still a controversial issue? Wien Med Wochenschr. 2015; 165(23-24):487-90.

14. Rosseau P. Palliative sedation in terminally ill patients. In: Machado C, Shewmon DA. Brain death and disorders of consciousness. New York: Kluwer Academic/Plenum; 2004. p. 263-7.

15. Cherny, NI. Commentary: sedation in response to refractory existential distress: walking the line. J Pain Symptom Manage. 1998;16(6):404-6.

16. Rousseau P. Existential su ering and palliative sedation: a brief commentary with a proposal for clinical guidelines. Am J Hosp Palliat Care. 2001;18(3):151-3.

17. Conselho Federal de Medicina. Resolução CFM nº 1.805/2006 [Internet]. Brasília: CFM; 2006 [capturado em 29 jun. 2019]. Disponível em: http://www.portalmedico.org.br/resolucoes/cfm/2006/1805_2006.htm

18. Conselho Federal de Medicina. Resolução CFM nº 1.995/2012 [Internet]. Brasília: CFM; 2012 [capturado em 29 jun. 2019]. Disponível em: http://www.portalmedico.org.br/resolucoes/CFM/2012/1995_2012.pdf

19. Kirk TW, Mahon MM. National Hospice and Palliative Care Organization (NHPCO) position statement and commentary on the use of palliative sedation in imminently dying terminally ill patients. J Pain Symp Manag. 2010;39(5): 914-23.

20. Maltoni M, Scarpi E, Rosati M, Derni S, Fabbri L, Martini F, et al. Palliative sedation in end-of-life care and survival: a systematic review. J Clin Oncol. 2012;30(12):1378-83.

21. Rietjens JAC, van Delden JJ, van der Heide A, Vrakking AM, Onwuteaka-Philipsen BD, van der Maas PJ, et al. Terminal sedation and euthanasia. Arch Intern Med. 2006;166(7): 749-53.

22. Nogueira FL, Sakata RK. Palliative sedation of terminally ill patients. Rev Bras Anestesiol. 2012;62(4):580-92.

23. Cassefo G, Issaka MFCA, Nakaema KE. Sedação paliativa. In: Carvalho RT, Souza, MRB, Franck EM, Polastrini RTV, Crispim D, Jales SMCP. Manual de residência de cuidados paliativos: abordagem multidisciplinar. São Paulo: Manole; 2018. p. 426-37.

24. Twycross R, Wilcock A, Howard P. Drug treatment in the imminently dying. In: Twycross R, Wilcock A, Howard P, editors. Palliative care formulary (PCF5). Notthingham: palliativedrugs.com; 2014. p. 819-24.

25. Cherny NI, Radbruch L. European Association for Palliative Care (EAPC) recommended framework for the use of sedation in palliative care. Palliat Med. 2009;23(7):581-93.

26. Prommer E. Dexmedetomidine: does it have potencial in palliative medicine? Am J Hosp Palliat Care. 2011;28(4):276-83.

27. Reuzel RPB, Hasselaar GJ, Vissers KCP, Wilt GJ, Groenewoud JMM, Crul BJP. Inappropriateness of using opioids for end-stage palliative sedation: s Duth study. Palliat Med. 2008;22(5):641-6.

Leituras recomendadas

Franck EM, Matuo CM. Cuidados com a pele e feridas. In: Carvalho RT, Souza, MRB, Franck EM, Polastrini RTV, Crispim D, Jales SMCP. Manual de residência de cuidados paliativos: abordagem multidisciplinar. São Paulo: Manole; 2018. p. 655-65.

Kira CM. Identificação da fase final de vida e processo ativo de morte. In: Carvalho RT, Souza, MRB, Franck EM, Polastrini RTV, Crispim D, Jales SMCP. Manual de residência de cuidados paliativos: abordagem multidisciplinar. São Paulo: Manole; 2018. p. 970-6.

CUIDADOS COM A EQUIPE QUE CUIDA DO PACIENTE ONCOLÓGICO

13

Walmir Cedotti
Maria Antonia Simões Rego

Nos dias de hoje, ser médico, enfermeiro ou outro profissional da saúde tem sido cada vez mais complexo, devido ao aumento das exigências técnicas e da quantidade de conhecimento, além do aumento das exigências sociais, com pacientes solicitando um contato e uma atenção crescentes, além de explicações mais detalhadas sobre doenças e procedimentos, etc.

Segundo Souza,

> a imagem do médico idealizada como um benfeitor da humanidade, dotado de características de filantropia e de renúncia, comparado ao "sacerdócio", deixando seus próprios interesses em prol dos pacientes, sem se preocupar com o próprio bem, tem sofrido um rude golpe à medida que ocorrem mudanças sociais, em que profissões são mais exigidas e as condições de trabalho mostram-se cada vez piores, submetendo os médicos a duras jornadas de trabalho, com salários vis, que dificultam a própria sobrevivência.[1]

Esse grau de exigência, além das jornadas exaustivas de trabalho, são fatores que frequentemente levam profissionais da saúde ao desenvolvimento de transtornos, como a síndrome de *burnout*, a depressão e a ansiedade, sendo que, em alguns casos, podem levá-los até ao suicídio.

Epidemiologia

A depressão é tão comum entre médicos quanto na população em geral. Em um estudo prospectivo, realizado com 1.300 médicos homens, graduados pela Universidade John Hopkins, entre 1948 e 1964, a prevalência ao longo da vida para depressão autorrelatada foi de aproximadamente 12,8%. A taxa de depressão na população geral masculina nesse mesmo período era em torno de 12% (idades entre 45 e 54 anos), sendo que a única diferença era que a idade de início entre médicos era mais tardia.[2]

A prevalência ao longo da vida de depressão autoidentificada em mulheres médicas no estudo Women Physicians' Health Study (n = 4.501) foi de 19,5%, que é comparável à taxa entre mulheres da população geral.[3]

O suicídio, por sua vez, parece ser mais comum entre médicos do que no restante da população, sendo especialmente mais alto entre as mulheres médicas.[4,5] Uma revisão sistemática de 14 estudos internacionais de suicídio em médicos, em artigos publicados de 1963 a 1991, encontrou maiores taxas de suicídio entre médicos do que na população geral. Os riscos relativos variaram de 1,1 a 3,4 em homens e de 2,5 a 5,7 em mulheres. Um estudo subsequente na Inglaterra e no País de Gales (1979-1995) confirmou elevadas taxas de suicídio entre mulheres médicas, mas não entre os homens.[5]

É interessante observar que, desde os anos de 1960, as taxas de morte entre médicos por neoplasias relacionadas ao tabagismo, à cardiopatia e ao acidente vascular cerebral diminuíram, chegando a níveis inferiores aos da população em geral, ao passo que o risco de suicídio sempre se manteve mais alto, mostrando um cuidado maior dos médicos com a saúde física, mas não com a saúde mental.

A enfermagem é uma profissão suscetível aos transtornos psíquicos, pelo fato de lidar cotidianamente com a vida, a dor e a morte das pessoas sob seus cuidados e com as cobranças dos seus familiares. A depressão é uma das doenças que mais atinge seus profissionais e produz danos à capacidade laboral e à sua vida pessoal.[6]

Enfermeiros também apresentam alto risco para o suicídio. Registros apontam que, em alguns países, o risco de suicídio entre os enfermeiros é maior do que na população geral, a exemplo da Dinamarca, Austrália e Nova Zelândia, e na Noruega a prevalência de suicídio consumado entre eles é maior do que em outros profissionais na área da saúde.[6] Encontram-se como fatores de risco a depressão, a baixa realização pessoal e a síndrome de *burnout*.

No atendimento individual dos profissionais das equipes de assistência aos pacientes oncológicos do Instituto do Câncer do Estado de São Paulo (Icesp), são frequentemente relatados os seguintes sintomas: insônia, irritabilidade, medo, falta de concentração, dores sem causa, formigamento pelo corpo, aperto no peito, palpitação, sudorese, rigidez física, secura na boca, desânimo e perda do desejo em fazer as coisas rotineiras no ambiente de trabalho.

Etiologia

Em um estudo que investigou fatores psicológicos associados à morte de 38 médicos que se suicidaram na Inglaterra e no País de Gales entre 1991 e 1993, constatou-se que 25 deles tinham um transtorno psiquiátrico, sendo os mais comuns a depressão e o abuso de álcool. Além disso, 25 apresentavam problemas no trabalho, 14, problemas de relacionamento, e 10 tinham questões financeiras, sendo que muitos deles tinham múltiplos problemas concomitantemente.[7]

Os médicos, em geral, tendem a minimizar seus próprios problemas de saúde, frequentemente não buscam tratamento adequado, não tiram folga do trabalho e têm pouca compreensão e até desconfiança em relação aos serviços de saúde ocupacional.[7]

Embora os médicos tenham um acesso mais fácil a tratamento para depressão do que a população em geral, eles enfrentam mais barreiras no trabalho.[8]

Como os hábitos de saúde dos médicos afetam sua própria saúde e suas atitudes de prevenção, a atenção à depressão e ao risco de suicídio pode melhorar a orientação e o treinamento de jovens médicos, melhorando, consequentemente, os cuidados de saúde mental dos pacientes. À medida que os médicos se tornam mais hábeis em cuidar da depressão e da tendência suicida de seus pacientes, aumenta a probabilidade de que eles também cuidem de si mesmos.[8]

Entre os trabalhadores da saúde, os profissionais de enfermagem estão no grupo dos mais propensos aos problemas de saúde mental, principalmente a depressão e o risco de suicídio.[6] Entre os fatores relacionados a isso estão: lidar com o sofrimento humano, a dor, a alegria, a tristeza e a necessidade de ofertar ajuda àqueles que necessitam de seus cuidados. Destacam-se, ainda, outros fatores comumente encontrados, como as condições difíceis de trabalho e a falta de reconhecimento profissional.

Na experiência de atendimento aos profissionais de saúde em diferentes hospitais, é possível identificar alguns fatores que podem contribuir para o adoecimento do profissional, listados no **Quadro 13.1**. Fatores de risco individuais e institucionais estão relacionados no **Quadro 13.2**.

Abordagem

Identificar as necessidades de cuidar da equipe na perspectiva institucional

Ao deparar-se com a complexidade das demandas advindas da assistência aos pacientes oncológicos, profissionais de diferentes especialidades encontram inúmeros desafios de ordem técnica, inerentes ao tratamento, bem como de habilidades comportamentais implícitas ao campo relacional, individual e coletivo.

Quando as metas institucionais exigem respostas velozes com processos sustentados no melhor atendimento ao paciente e na aplicação dos protocolos, garante-se a melhor assistência e segurança para os pacientes.

Por um lado, para sustentar a qualidade dos processos, o profissional líder ou integrante da equipe necessita estar sensível ao que se passa à sua volta, considerando o exercício do autodomínio, da autoconfiança e da empatia, como valores e qualidades imprescindíveis ao melhor cuidado. Por outro lado, pensando a equipe, faz-se necessária a melhor comunicação intra e interpessoal,

QUADRO 13.1 | Fatores que podem levar ao adoecimento do profissional de saúde

- Trabalho em excesso sem descanso
- Contínua autoexigência
- Dificuldade em dizer não
- Pressão por resultados
- Percepção da recompensa não identificada
- Perda de domínio sobre o que faz
- Dificuldade em compreender o que é esperado de si
- Redução da capacidade para discriminar a relação eu-outro
- Dificuldade em resolver problemas
- Necessidade de tomar decisões
- Organização das tarefas
- Administração do tempo

QUADRO 13.2 | Fatores de risco individuais e institucionais

Individuais
- Características pessoais de fechamento/retração
- Estilo de vida "heroico"
- Dependência química
- Histórico de transtornos mentais
- Falta de objetivos
- Ironia, sarcasmo
- Desânimo
- Depressão
- Agressividade
- Poucas horas de sono
- Isolamento
- Sensação de impotência
- Despersonalização, distanciamento emocional
- Pouco autocuidado

Institucionais
- Exaustão física e mental com reduzido tempo de descanso
- Falta de autonomia e autogestão
- Horas de jornada de trabalho sem tempo suficiente para descanso
- Reuniões de alinhamento de atividades
- Falta de transparência por parte da liderança
- Discriminação
- Assédio moral
- Não reconhecimento
- Ausência de espaço para compartilhar angústias
- Presença de julgamento ao falar e ser ouvido

no sentido de se construir um ambiente de trabalho acolhedor, sinérgico e criativo para a identificação e superação dos conflitos que permeiam as interações com pacientes e familiares, sendo, muitas vezes, complexos.

O fluxo contínuo dos afetos e as atividades diárias entre os diferentes perfis de atuação profissional na equipe de saúde permitem os melhores resultados e o menor desgaste institucional, no sentido da prevenção do adoecer grupal e da realização do gerenciamento de riscos no atendimento para o paciente e na queda das taxas de absenteísmo por estafa laboral do profissional.

Cuidar dos relacionamentos na equipe

Na perspectiva institucional hospitalar, destaca-se a necessidade de abordagens grupais frequentes. Um dos métodos empregados com grande eficácia nas instituições que cuidam das questões psicológicas em equipes de saúde está pautado nas referências de grupos operativos e psicanálise de grupo que acontecem por meio de reuniões com enfoque psicossocial. Essa técnica foi criada por Enrique Pichon Rivière, psiquiatra e psicanalista (1907), na qual a relação dos integrantes do grupo com a tarefa definida pelo próprio grupo será a promotora da transformação ou construção de um novo saber grupal. Isso permite aos integrantes das diferentes equipes assistenciais expressarem as suas angústias, seus desafios, receios e conflitos como parte da subjetividade humana, estimuladas pelo cotidiano das atividades assistenciais.

A rotina hospitalar pode levar à fadiga do cuidador, que, se não tratada, pode potencializar os efeitos sobre a sua própria saúde. O estresse e o *burnout* com impactos nos aspectos físico, emocional, mental e existencial tornam-se recorrentes na assistência ao paciente oncológico, pois estão ligados ao adoecer, ao sofrimento e às questões referentes à finitude.

As circunstâncias que envolvem sofrimento e dor, física ou psíquica, mobilizam no profissional de saúde diferentes graus de identificação e espelhamento às angústias dos pacientes e familiares. Identificá-las favorece o melhor controle sobre as fontes inconscientes que operam nas relações.

Identificamo-nos com o sofrimento alheio na medida em que, como seres humanos, somos semelhantes na tentativa de evitar a dor e o sofrimento, tanto quanto no desejo de nos apegarmos aos estados de bem-estar e plenitude.

O **Quadro 13.3** mostra temas recorrentes relatados nas equipes de assistência.

Cuidar do manejo do sofrimento nas equipes

Pode-se destacar a necessidade de acolhimento e de manejo dos sintomas que despontam de maneira formal e informal no ambiente institucional.

QUADRO 13.3 | Temas recorrentes nas equipes de assistência

- Necessidade de ser autossuficiente e de "ter de cuidar a qualquer custo".
- Sentimento de culpa com a percepção do cuidado insuficiente.
- Sensação de impotência e a ineficácia frente à resposta do paciente ao tratamento ou mesmo à sua morte.
- Ausência de resposta para os pacientes e familiares quando "tudo parece fracassar".
- Dificuldade em reconhecer que somos inacabados, no sentido de que há sempre algo novo a ser aprendido.
- Conflitos de interesse.
- Comunicação interpessoal ruim.
- Cobrança por metas institucionais.
- Sensação de injustiça no ambiente de trabalho, que pode envolver temas como promoções de colegas, lideranças com suas preferências na equipe, composição das escalas e comportamento de pacientes e familiares que muitas vezes não demonstram respeito pela equipe que lhes presta assistência.

Para Codo e colaboradores,[9]

> O trabalho automatizado leva a um certo modo de produção que separa o produtor de seu produto, tornando diferentes trabalhos que são iguais. Vendido no mercado como qualquer outra mercadoria, o trabalho transforma-se em força de trabalho, impedindo a subjetivação do indivíduo. Essa ruptura entre a subjetividade e a objetividade, entre eu e o mundo, entre eu e o outro, entre eu e eu, se configura como sofrimento psíquico, uma vez que o indivíduo perde o controle sobre o seu meio e sobre si mesmo.

As falas dos integrantes das equipes são recorrentes e aparecem dentro de um padrão que contempla diferentes especialidades voltadas ao cuidado dos pacientes oncológicos, sejam médicos, residentes, enfermeiros, nutricionistas, fisioterapeutas, assistentes sociais, psicólogos, bem como profissionais com atividades administrativas, ou de apoio à assistência.

As falas derivam de temas que se relacionam, direta ou indiretamente, conforme relatados nos **Quadros 13.1** e **13.2**, e surgem da necessidade de se sentirem ouvidos e acolhidos em suas fragilidades e vulnerabilidades como testemunhas dos processos de adoecer e sofrer. Para compreender melhor os impactos causados em diferentes aspectos do sujeito, é necessário considerar a dimensão psicossocial do profissional, o que seria indicado para se trabalhar preventivamente a saúde do colaborador.

A abordagem como estratégia para lidar com sintomas em equipes

O **Quadro 13.4** cita manejos possíveis no cuidado com a equipe que assiste ao paciente.

QUADRO 13.4 | Maneiras de cuidar da equipe de assistência

- Criar meios para partilhar, de maneira individual ou em equipe, temas de ordem subjetiva que permitam ao profissional de saúde encontrar recursos internos que deixem transparecer os seus sentimentos, incômodos e, por que não, sonhos, garantindo igual importância de significado entre "o que é feito" e "para que" é feito.
- Exercer a escuta racional na perspectiva de "como é possível ajudar?"
- Praticar a escuta emocional no sentido de "deixar falar o coração".
- Entender a perspectiva do profissional na questão: "O que mais te preocupa"?
- Compreender a perspectiva pessoal correlacionada aos conteúdos que emergem das falas sobre o ambiente profissional.
- Entender o que o profissional sabe sobre as doenças às quais presta assistência.
- Saber o que ele conhece sobre os objetivos institucionais.
- Informar quais são as demandas institucionais e se é preciso realizar reuniões de interface com outras áreas.
- Planejar ações que impulsionem pequenas mudanças na rotina.
- Considerar a dimensão física, emocional, mental e transcendental/espiritual, implicada nas questões relatadas.
- Facilitar os meios para a criação de um ambiente seguro e confiável, propício para a automotivação e para o fortalecimento dos compromissos com os diferentes profissionais e equipes nas suas distintas áreas e especialidades.
- Criar espaço para um ambiente de reflexão e acolhimento das queixas e relatos sobre o papel do profissional de saúde, suas demandas, oportunidades de crescimento profissional e pessoal, com foco nas competências preconizadas pela instituição e no contínuo aperfeiçoamento sobre a eficiência de seu fazer em saúde.

No cuidado com o outro muitas feridas são abertas. As pessoas que prestam assistência aos pacientes oncológicos são, antes de tudo, seres humanos com suas histórias, suas personalidades e suas fragilidades. Ter um olhar voltado para o bem-estar desse profissional não apenas possibilita uma detecção precoce de potenciais questões que o aflijam como proporciona também um cuidado para que ele tenha suporte ao lidar com elas. Um ambiente de segurança e que inspire confiança de que suas questões serão tratadas de maneira sigilosa e de que não sofrerá represálias por suas opiniões favorece o diálogo e cria um ambiente em que seja possível manifestar suas angústias e que elas sejam abordadas visando o bem estar do funcionário, do paciente e da instituição como um todo.

Referências

1. Souza JA. Prefácio II. In: Meleiro AMAS. O médico como paciente. São Paulo: Lemos; 2000. p. 11-3.
2. Ford DE, Mead LA, Chang PP, Cooper-Patrick L, Wang NY, Klag MJ. Depression is a risk factor for coronary artery disease in men: the precursors study. Arch Intern Med. 1998;158(13):1422-6.
3. Blazer DG, Kessler RC, McGonagle KA, Swartz MS. The prevalence and distribution of major depression in a national community sample: the National Comorbidity Survey. Am J Psychiatry. 1994;151(7):979-86.
4. Lindeman S, Laara E, Hakko H, Lonnqvist J. A systematic review on gender-specific suicide mortality in medical doctors. Br J Psychiatry. 1996;168(3):274-9.
5. Hawton K, Clements A, Sakarovitch C, Simkin S, Deeks JJ. Suicide in doctors: a study of risk according to gender, seniority, and specialty in medical practitioners in England and Wales, 1979-1995. J Epidemiol Community Health. 2001;55(5):296-300.
6. Silva DSD, Tavares NVS, Alexandre ARG, Freitas DA, Brêda MZ, Albuquerque MCS, et al. Depressão e risco de suicídio entre profissionais de Enfermagem: revisão integrativa. Rev Esc Enferm USP. 2015;49(6):1027-36.
7. Hawton K, Malmberg A, Simkin S. Suicide in doctors: a psychological autopsy study. J Psychosom Res. 2004;57(1):1-4.
8. Center C, Davis M, Detre T, Ford DE, Hansbrough W, Hendin H et al. Confronting depression and suicide in physicians: a consensus statement. JAMA. 2003; 289(23):3161-66.
9. Codo W, Sampaio JJC, Hitomi AH. Indivíduo, trabalho e sofrimento: uma abordagem interdisciplinar. Petrópolis: Vozes; 1993.

A HUMANIZAÇÃO NO ATENDIMENTO ONCOLÓGICO

14

Maria Helena C. Sponton
Eline Garcia Mesquita

Atualmente, no âmbito da saúde, os termos "o acolhimento", "o cuidar", "a experiência do paciente" e "a humanização" têm sido alvo de grande interesse e bastante discutidos com a equipe da assistência que lida diretamente com o ser humano em situações de vulnerabilidade. Dessa maneira, o paciente, além do olhar técnico, é visto sob uma perspectiva integral em todos os seus aspectos: físicos, emocionais, psicossociais, culturais e espirituais. O texto em questão tem como objetivo conceitualizar esses termos, seus significados e relações, buscando atualizar e refletir algumas das noções veiculadas sobre eles.

O acolhimento é um dos dispositivos da Política Nacional de Humanização (PNH), que propõe a criação de práticas de atenção e escuta qualificada, possibilitando uma comunicação efetiva e empática entre pacientes e instituição, oferecendo, dessa maneira, respostas imediatas às demandas surgidas.

O cuidar está implícito no papel de cada colaborador que atende e acolhe o paciente de forma ética. É importante ressaltar o cuidado atento da equipe de saúde, aliado a ações que humanizam os diferentes momentos do tratamento.

A experiência do paciente, movimento iniciado na Cleveland Clinic, nos Estados Unidos, tem como pressuposto o paciente como norte da organização, enfatizando que a equipe está ali para servi-lo, usando estratégias organizacionais e processos operacionais para dar total apoio a ele. Foi definido que o paciente necessita de cuidado seguro (segurança), de alta qualidade

(qualidade), de alto valor (cuidado ético e respeitoso que inclui a humanização no cuidar) e que gere satisfação (satisfação).

O termo humanização se refere à transformação dos modelos de atenção e gestão nos serviços e sistemas de saúde, tendo em seu escopo a melhoria das relações entre pacientes/profissionais e destes entre si. Embora existam dispositivos que norteiam a assistência e a gestão humanizada, cada instituição vivencia esse processo de modo singular, respeitando as necessidades e especificidades de cada local.

O Instituto do Câncer do Estado de São Paulo (Icesp) desde o início teve como uma de suas premissas a humanização como fator preponderante no bom atendimento ao paciente, aliado à excelência de novas tecnologias, favorecendo, com isso, a sua boa experiência.

Para tanto, foi elaborado um programa institucional com ênfase na transversalidade, ou seja, participação de profissionais das diferentes áreas e serviços da instituição que se reunem sistematicamente para discussões conceituais, mapeamento dos diferentes saberes existentes e planejamento de práticas que favoreciam o cuidado integral aos usuários. As reuniões com cunho elaborativo favoreceram a troca de conhecimentos entre os participantes, identificando pontos de intersecção entre as diferentes especialidades e ajudando na compreensão conjunta do papel da humanização no contexto geral do hospital.

Com o objetivo de consolidar e estruturar a Política de Humanização do Icesp, agregando todas as iniciativas existentes e os projetos ainda em construção voltados para a humanização, foi estruturado o Escritório de Projetos de Humanização, com a meta de gerenciar as ações por meio das ferramentas: relatório do *status* das ações, fichas de procedimento, fichas de indicadores, painel de indicadores e documentos de gestão, além da disseminação da parte conceitual para toda a instituição.

Na assistência, a humanização tem como papel a adoção de uma ética do cuidado e uma atitude de consideração pela pessoa do paciente, respeitando suas singularidades e subjetividades, além de dar ênfase à sua segurança, à qualidade e à sua satisfação.

Em relação ao âmbito da gestão participativa, a humanização se refere ao modo de conduzir o planejamento, a implantação e a avaliação dos processos de trabalho dentro da esfera do pensar e do fazer coletivo das pessoas envolvidas. Dentro desse escopo, as comissões de humanização (Comissão de Apoio aos Usuários, Acompanhantes e Relação com a Rede [CAUARE] e Comissão de

Integração e Apoio aos Profissionais [CIAP]) foram planejadas para constituírem um espaço de discussão, sendo que a diversidade das áreas possibilitou a construção conjunta de ações em prol dos pacientes e colaboradores.

Na pesquisa clínica, existe a preocupação em atender de forma humanizada e ética o paciente no momento da assinatura do termo de consentimento livre e esclarecido e nas orientações sobre o protocolo clínico a ser seguido. Os profissionais têm como foco o respeito à cultura de cada um, auxiliando-os nas dificuldades de entendimento do termo.

Atendimento humanizado com pacientes oncológicos

O impacto do diagnóstico do câncer leva, geralmente, o paciente a relacionar a doença com a possibilidade de morte iminente. Neste cenário, a família também "adoece" frente ao grande sofrimento que o paciente está enfrentando. A maioria vivencia sentimentos como medos, angústias, dúvidas, questionamentos, negação, culpas e incertezas, muitas vezes provocando a queda na sua qualidade de vida.

Após o recebimento da notícia, é muito comum pesquisarem a respeito da doença e seu prognóstico, chegando à consulta com algumas informações e vontade de interagir com o profissional, questionando vários pormenores. Este movimento existente é positivo, pois o paciente deixa de ter uma postura passiva, passando a dialogar com a equipe e trocando informações de maneira ativa e engajada, facilitando, com isso, a tomada de decisão compartilhada com o seu médico.

O paciente que chega ao Icesp espera receber um tratamento de qualidade e um cuidado seguro e humanizado, necessitando ser visto como pessoa que tem uma história de vida e um contexto social a ser respeitado, e não somente como um usuário portador de uma patologia.

Desde a primeira vez que ele vem ao hospital, é acolhido pela equipe de saúde que está apta a atendê-lo em todas as suas necessidades, assim como a dos familiares. O fator confiabilidade é de extrema importância na relação equipe de saúde/paciente/família, ajudando na adesão ao tratamento e, consequentemente, em um desfecho clínico satisfatório.

Hoje, fala-se muito sobre a cultura de cuidado centrado no paciente, mas é preciso entender o que é isso. De acordo com o Institute of Medicine, essa cultura é uma parceria entre os profissionais da saúde, os pacientes e seus familiares. Isso garante que todas as decisões respeitem as necessidades, os desejos e as preferências dos pacientes. O Icesp trabalha a ativação e o engajamento do paciente, possibilitando que ele tenha conhecimento sobre sua patologia, seu plano diagnóstico, opções de plano terapêutico, plano de cuidado no hospital e orientação de cuidados que precisa ter após a alta hospitalar, conhecendo os hábitos saudáveis importantes para sua saúde.

Outro ponto considerado com atenção é a comunicação adequada e eficaz por parte dos profissionais, aliada a uma postura empática, que irá fortalecer a segurança do paciente, proporcionando melhoria das relações interpessoais e percepção de como é estar do outro lado.

Durante o processo de tratamento, o cuidado humanizado permite criar uma relação mais próxima da equipe com o paciente, permitindo encontrar soluções para os problemas existentes e os que eventualmente ocorrem e que, em geral, impactam de forma negativa a vida dessas pessoas. A atitude acolhedora, por parte do cuidador, contribui, portanto, para que o paciente se sinta protegido e valorizado.

Falar em humanização é também voltar-se para a finitude. O trabalho da equipe de cuidados paliativos é de extrema importância, com base em abordagens interativas e humanistas com foco na escuta, no acolhimento, no diálogo e no respeito à dignidade humana. Os profissionais são altamente qualificados e preparados para essa situação, sabendo lidar com o sofrimento, a proximidade da morte e o acolhimento na angústia e na tensão do paciente e de seus familiares. Dessa maneira, ajuda-os a minimizar o sofrimento nessa etapa da vida.

É importante salientar o cuidado com a equipe de ponta, pois são eles que são expostos diariamente a situações de conflito, dor e perdas. O contato frequente com este cenário leva muitos deles a apresentarem a síndrome de *burnout*, absenteísmo ou mesmo mudança de área ou profissão. Por isso, a humanização tem a preocupação constante em formatar ações que possam colaborar na melhoria da qualidade de vida desses profissionais, trabalhando a empatia e os aspectos emocionais.

Ações de caráter humanizador desenvolvidas no Instituto do Câncer do Estado de São Paulo

É importante salientar que, atualmente, há 128 ações de caráter humanizador desenvolvidas pelas diferentes áreas do Icesp. A maioria delas é relativa ao eixo temático Práticas de Cuidado, conforme mostra a **Figura 14.1**.

As propostas de novas ações seguem um fluxo estabelecido, que prevê a apresentação da ideia nas comissões, onde são discutidas, analisadas e

- Práticas de bem-estar e qualidade de vida: 15%
- Acolhimento: 7%
- Gestão: 15%
- Ambiência: 14%
- Ações educativas e educação permanente: 8%
- Arte e cultura: 15%
- Práticas de cuidado: 26%

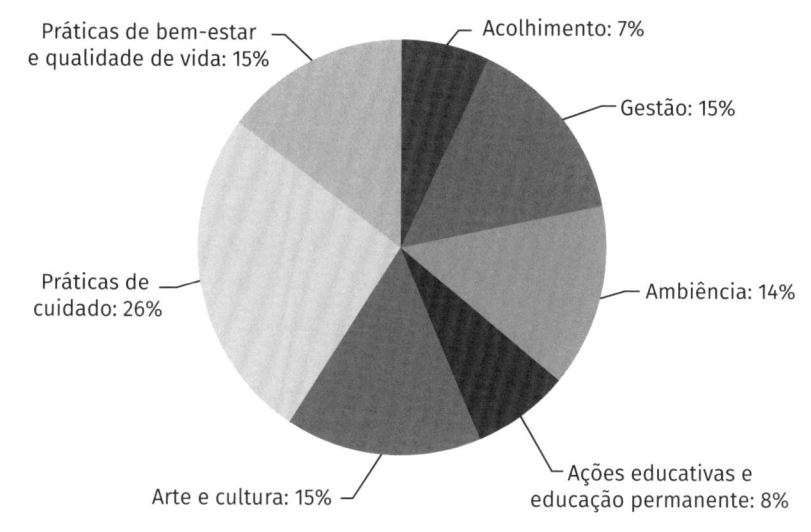

FIGURA 14.1 | Total de ações do Instituto do Câncer do Estado de São Paulo por âmbito das ações.

alocadas, de acordo com seus objetivos, nos seguintes eixos temáticos: Acolhimento, Ambiência, Práticas Inclusivas de Gestão, Ações Educativas e Educação Permanente, Arte e Cultura, Práticas de Bem-Estar e Qualidade de Vida e Práticas de Cuidado. Após essa etapa, ela é apresentada e validada pela Diretoria Executiva para posterior implantação.

Todos os projetos têm seus procedimentos descritos, e indicadores formatados e encaminhados à Gestão da Qualidade. Na ocorrência de mudanças estruturais, esse documento é revisado e reencaminhado.

As propostas voltadas aos pacientes têm como foco o caráter terapêutico, cultural e educacional, visando à troca de informações e experiências no desenvolvimento de recursos de enfrentamento e formação de uma rede de apoio em todo seu processo de tratamento.

A seguir, relatam-se algumas ações voltadas para os pacientes.

Desfile de pacientes

Anualmente, ocorre o desfile de pacientes, que tem como meta mostrar à comunidade que, muito além do que prega a representação social e o estigma acerca do câncer, é possível enfrentá-lo e redescobrir a beleza e a autoestima, mesmo durante o período do tratamento. Essa ação é realizada junto aos alunos da

Faculdade de Moda Santa Marcelina, de forma lúdica e descontraída, utilizando como estratégia o diálogo alunos/pacientes/professores. Após vários encontros com os alunos, que passam a conhecer a história de vida, os gostos e preferências de cada paciente, é iniciado o projeto para a confecção das roupas e adereços que serão usados no evento. É planejado o ambiente com passarela, DJ, painel, cores e tema escolhido em conjunto com os alunos. No dia do desfile, é feito o *making of* e a preparação do grupo, para que mostrem, além da criatividade das roupas que são customizadas, a força, a coragem e a beleza, que vão muito além da doença (**Fig. 14.2**). Alguns desfiles foram depois apresentados na Faculdade Santa Marcelina e nos jardins do Museu da Casa Brasileira.

A seguir, alguns depoimentos da tríade que compõe o desfile:

> "A experiência foi enriquecedora, um trabalho que nos faz ver a vida por outra perspectiva, onde nada é o fim; é só o começo para outra realidade."
> Profª Walquiria Caversan

> "Experiência fundamental para entender como a moda pode ser uma ferramenta para elevar a autoestima e movimentar a vida das pessoas."
> Felippe Campos, aluno

> "O desfile foi uma das coisas mais importantes da minha vida. Ele possibilitou esquecer um pouco da doença em si, pensar em outras coisas e sentir que não é o fim, e sim o começo de outra vida que a gente desconhece."
> Maria Inês Martins de Vasconcelos, paciente

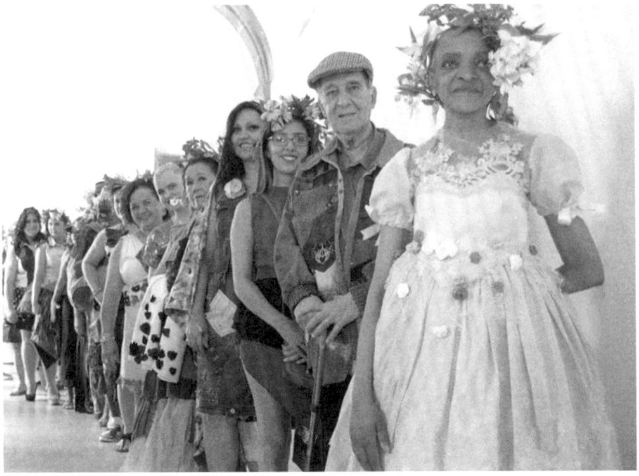

FIGURA 14.2 | Desfile de pacientes, desenvolvido no Instituto do Câncer do Estado de São Paulo em conjunto com a Faculdade de Moda Santa Marcelina.

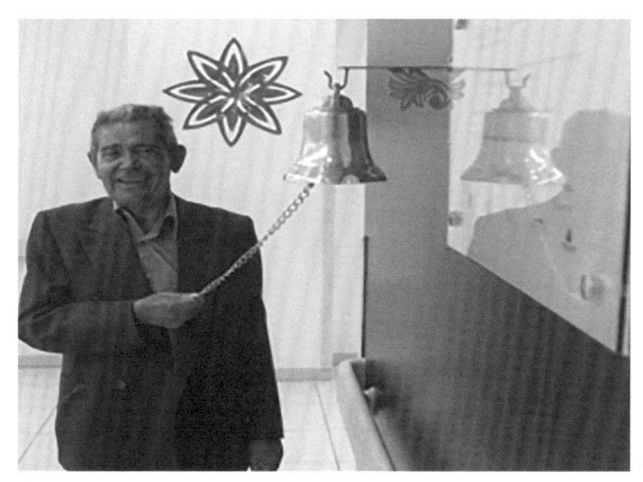

FIGURA 14.3 | "Hora de bater o sino", cerimônia realizada no Instituto do Câncer do Estado de São Paulo para marcar o final do tratamento radioterápico do paciente.

"Hora de bater o sino"

Outro projeto desenvolvido é a "Hora de bater o sino – Cerimônia de término de tratamento da radioterapia". Esta ação foi proposta pelo médico Henrique Braga, que trouxe a experiência dos Estados Unidos. O sino e a placa com as frases foram doados por Luis Peyser, paciente oncológico de um hospital particular. Esta comemoração acontece no final da etapa do tratamento radioterápico, contando com a presença de familiares, amigos e equipe de saúde do Icesp. Após o paciente ouvir as palavras escritas na placa, ele bate o sino fortemente e com alegria, dando ânimo aos outros pacientes que aguardam ansiosos o seu dia (**Fig. 14.3**). Um dos pacientes foi acarinhado com um vídeo feito pelo filho, que registrou todos os momentos, desde a saída de sua casa até o badalar do sino, comemorando o final do seu tratamento.

Grupo musical "Os Pitais"

Mensalmente, o Icesp recebe a visita do grupo "Os Pitais – Música no hospital", coordenado por Anna Butler, que tem como foco a apresentação do grupo liderado por Kiko Zambianchi (**Fig. 14.4**). O grupo toca nos diversos setores do hospital, amenizando a rotina hospitalar, trazendo descontração ao ambiente e, ao mesmo tempo, proporcionando a todos os presentes o contato com a música, a arte e a cultura.

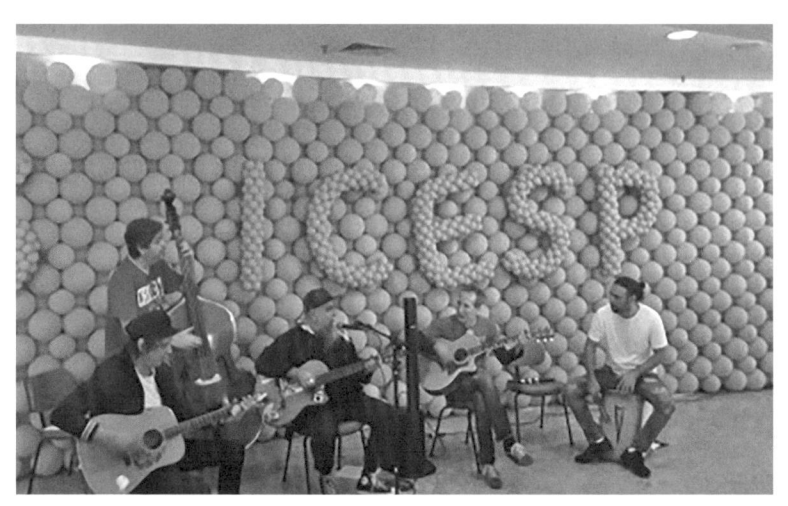

FIGURA 14.4 | Apresentação mensal do grupo musical "Os Pitais" no Instituto do Câncer do Estado de São Paulo.

Associação Arte Despertar

Desde 2009, existe a parceria com a Associação Arte Despertar, que desenvolve semanalmente, de forma ética e profissional, a linguagem musical, a contação de histórias e poesias nas salas de espera, nas unidades de terapia intensiva (UTIs), nas sessões de quimioterapia, radioterapia e no Centro de Atendimento de Intercorrências Oncológicas (CAIO), proporcionando momentos de bem-estar aos pacientes/acompanhantes e equipe, sendo constantemente requisitados para atender desejos dos pacientes que já conhecem os benefícios da arte, aliviando os momentos de dor e angústia (**Fig. 14.5**).

Visita de animais

A presença de animais é algo muito importante para ajudar no processo do tratamento. Com isso, há três ações envolvendo cães. Uma das ações é a visita do animal de estimação do paciente, que ocorre sob demanda dele próprio.

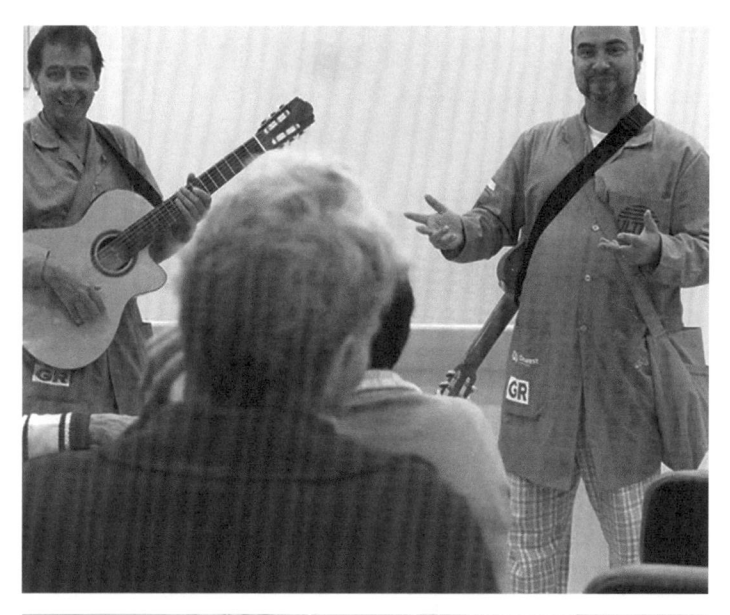

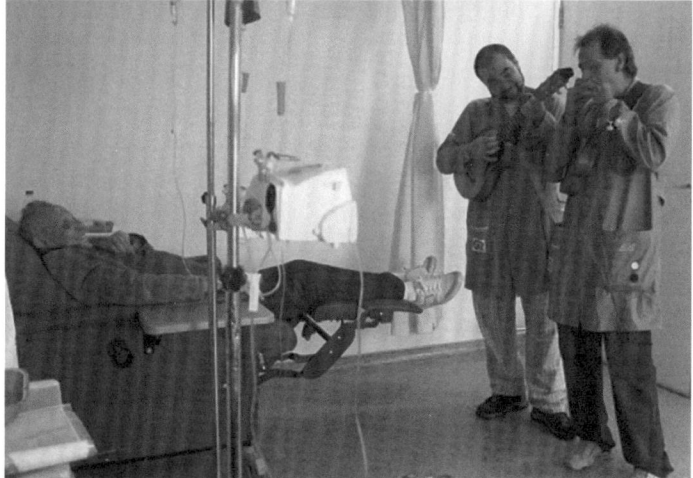

FIGURA 14.5 | Parceria do Instituto do Câncer do Estado de São Paulo com a Associação Arte Despertar.

O Patas Therapeutas visita mensalmente a instituição, trazendo cães que propiciam aos pacientes uma experiência que difere da austeridade do ambiente hospitalar, colaborando na diminuição da ansiedade e do estresse (**Fig. 14.6**).

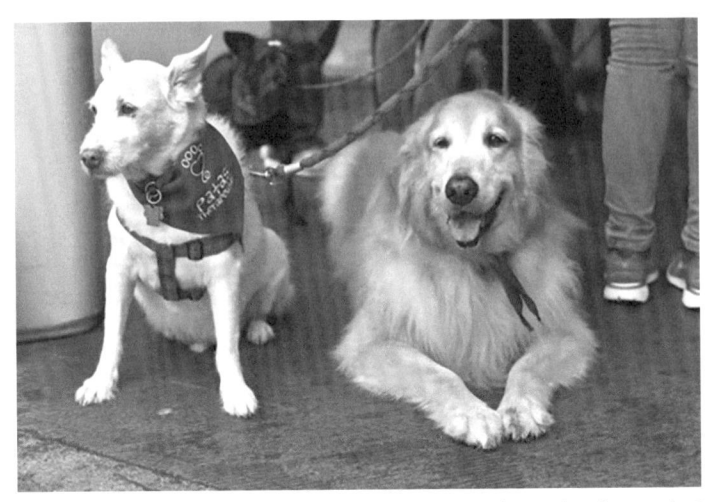

FIGURA 14.6 | Visita mensal do Patas Therapeutas ao Instituto do Câncer do Estado de São Paulo.

A Terapia Assistida por Cães (TAC) vem semanalmente à área da radioterapia com um trabalho terapêutico com os pacientes e acompanhantes, favorecendo o fortalecimento dos vínculos entre pacientes, familiares e profissionais. A interação com os animais aflora sentimentos que são trabalhados em grupo pelos profissionais.

Doação de perucas

Um dos aspectos decorrentes do tratamento oncológico é a perda de cabelo sofrida pelas pacientes, pois é algo que provoca muita angústia, sendo que muitas delas relatam que é mais doloroso perder o cabelo do que passarem pelo tratamento quimioterápico. Sabe-se que essas situações constrangedoras afetam o acolhimento social, despertando olhares interpretados como carência de saúde, depreciação da imagem e levando muitas delas a um quadro depressivo. Com isso, o grupo de voluntários do Icesp recebe mechas de cabelos e manda confeccionar perucas que são doadas às pacientes (**Fig. 14.7**).

Para que todo o trabalho ocorra de maneira eficaz e profissional, é fundamental a ênfase na gestão participativa da humanização, que não se limita somente ao âmbito do sistema e serviços de saúde, mas abrange também o cuidado em saúde, incluindo colaboradores, pacientes, familiares e gestores das organizações na produção, na gestão de processos e nos fluxos de trabalho

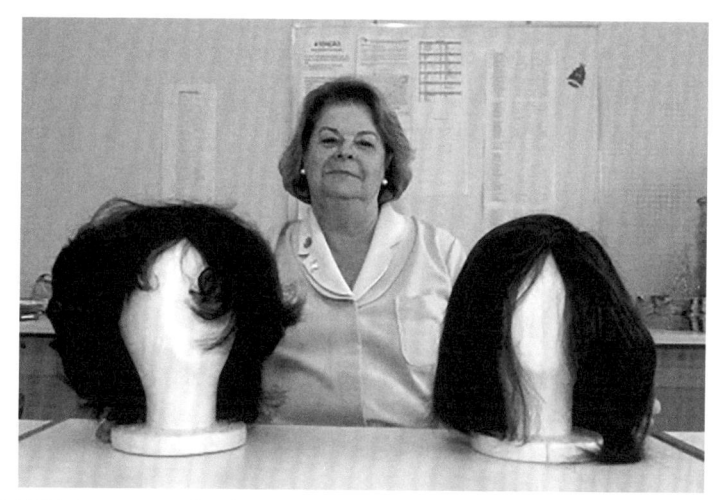

FIGURA 14.7 | Perucas confeccionadas para doação às pacientes do Instituto do Câncer do Estado de São Paulo.

associados à gestão do cuidado. Assim, fazer essa inclusão é fundamental na acolhida dos envolvidos, estimulando o diálogo entre todos e, como consequência, garantindo que as tomadas de decisões e avaliações sejam construídas em conjunto, tornando cada um corresponsável por este ato.

É importante salientar que os aportes teóricos preconizados pela humanização e pela experiência do paciente têm uma unicidade respeitada em todo o Icesp, mas as estratégias e os indicadores de avaliação diferem em cada segmento, dada as diferenças de perfis dos pacientes atendidos e o panorama apresentado. Assim, as formas de atuação em cada área trilham caminhos singulares, mas sempre tendo em seu escopo o respeito às diversidades sociais, emocionais e físicas de cada indivíduo, oferecendo-lhes cuidado de maneira acolhedora e humanizada.

Leituras recomendadas

Brasil, Ministério da Saúde. Acolhimento nas práticas de produção de saúde. 2. ed. Brasília: MS; 2006.

Brasil. Ministério da Saúde. Humanização da atenção e da gestão em saúde no Sistema Único de Saúde – SUS. Brasília: MS; 2003.

Brasil. Ministério da Saúde. HumanizaSUS: documento base para gestores e trabalhadores do SUS. 4. ed. Brasília: MS; 2008.

Deslandes SF. Cuidado e humanização das práticas em saúde. In: Deslandes SF. Humanização dos cuidados em saúde. Rio de Janeiro: Fiocruz; 2006.

Deslandes SF. Análise do discurso oficial sobre a humanização da assistência hospitalar. Ciênc Saúde Coletiva. 2004;9(1):7-14.

Deslandes SF. Humanização dos cuidados em saúde: conceitos, dilemas e práticas. Rio de Janeiro: Fiocruz; 2006.

Golfieri G. Os passos de Guga: a luta contra o câncer [Internet]. San Mateo: Youtube; 2016 [capturado em 29 jun. 2019]. Disponível em: www.youtube.com/watch?v=Y3eR5OiJ5D8

Merlino J, Raman A. Fanáticos pelo paciente: como a Cleveland Clinic chegou ao topo das pesquisas de satisfação do paciente. Harvard Business Rev [Internet]. 2013[capturado em 30 jun. 2019]. Disponível em: https://hbrbr.uol.com.br/?s=Fan%C3%A1ticos+pelo+paciente+. Acesso restrito.

Merlino J. Obcecados por servir: Construindo valor a partir da experiência do paciente. São Paulo: Atheneu; 2016.

Nogueira-Martins LA. Saúde mental dos profissionais de saúde. In: Botega NJ, organizador. Prática psiquiátrica no hospital geral: interconsulta e emergência. Porto Alegre: Artmed; 2002.

Pitta A. Hospital: dor e morte como ofício. São Paulo: Hucitec; 1990.

Rios IC. Caminhos da humanização na saúde: prática e reflexão. São Paulo: Áurea; 2009.

CUSTOS ASSOCIADOS A QUADROS PSIQUIÁTRICOS EM ONCOLOGIA

15

Hermes Marcel de Oliveira e Alcantara
Maria Antonia Simões Rego

Com o aumento da incidência e da taxa de sobrevivência de pessoas com câncer, o impacto psicológico da doença também aumenta. Cerca de um terço dos pacientes experimentam uma angústia psicológica intensa, e mais de 70% apresentarão algum nível de ansiedade ou depressão. A qualidade de vida desses pacientes tem sido reconhecida como tão importante quanto o tempo que eles vivem (sobrevida). Portanto, identificar e manejar as dificuldades psicológicas em pacientes com câncer, ou que tenham sobrevivido à doença, é uma parte essencial do cuidado.[1]

Em geral, problemas de saúde mental custam caro para o sistema de saúde. Um relatório de 1993 estimou que o custo do tratamento com a depressão, apenas nos Estados Unidos, foi de 44 bilhões por ano.[2,3] Além disso, vários estudos nos últimos anos têm relatado que pacientes com transtornos do humor costumam usar mais os serviços de atenção primária à saúde (APS).[3-7]

A ampliação dos cuidados para os aspectos psicossociais relacionados ao câncer é efetiva do ponto de vista clínico e econômico, pois não permite somente uma melhora na qualidade de vida do paciente e o alívio do estresse, mas também diminui os custos ao sistema de saúde.[3] O conhecimento deste duplo impacto das medidas psicossociais – clínico e financeiro – colabora com a formulação de recomendações e diretrizes mais amplas, a serem consideradas em nível sistêmico.

Epidemiologia

Muitos estudos têm observado os níveis de angústia, os sintomas psiquiátricos e a qualidade de vida em pacientes com câncer. Angústia emocional (*distress*) se refere a problemas como ansiedade, depressão e medos relacionados à experiência do câncer. A angústia emocional tem sido definida, segundo o Painel de Gerenciamento de Angústia (Distress Management Panel), da National Comprehensive Cancer Network, como:[3,8]

> [...] uma experiência emocional desagradável, multideterminada, de natureza psicológica (cognitiva, comportamental, emocional), social e/ou espiritual que pode interferir com a capacidade de lidar efetivamente com o câncer, seus sintomas físicos e seu tratamento. Ela pode se estender de um *continuum*, que vai desde sentimentos normais de vulnerabilidade, tristeza e medo, até problemas que podem se tornar disfuncionais, como depressão, ansiedade, pânico, isolamento social e crise espiritual.

O estresse emocional e os quadros psiquiátricos são prevalentes em oncologia e chegam a atingir taxas de 35 a 45%.[9] A prevalência de depressão chega a atingir entre 20 e 25% dos pacientes e aumenta nos casos de disfuncionalidade física, dor e doença avançada. Os transtornos de adaptação apresentam taxas semelhantes, em torno de 25 a 30%.[10]

Um estudo que abrangeu 4.496 pacientes encontrou uma taxa de prevalência de angústia significativa em 35,1% dos pacientes, sendo a maior delas entre os pacientes com câncer de pulmão (43,4%), seguidos por aqueles com câncer de cérebro, doença de Hodgkin, pâncreas, linfoma, câncer de fígado, de cabeça e pescoço, de mama, leucemia, melanoma, cólon, próstata e finalmente os cânceres ginecológicos (29,6%).[3,11] Em outro estudo francês, contabilizando 561 pacientes, cerca de 35% sofriam de angústia; esse mesmo estudo aponta que ser do gênero feminino, ter pouco suporte social, estar em tratamento ativo e estágio mais avançado da doença foram associados com maior angústia.[3,12]

Outro estudo turco conduzido com 508 pacientes mostrou que 43,1% deles relatavam sofrer de angústia relevante para considerar a procura de um médico psiquiatra, e 34,8% responderam que viam essa necessidade parcialmente.[13]

Atrelados à alta prevalência de fatores psicossociais encontram-se aumentados os custos envolvidos no acompanhamento, no contexto dos pacientes oncológicos. Aqueles pacientes com quadros psiquiátricos comórbidos implicam maiores gastos e valores repassados ao sistema de saúde, na medida em que utilizam os serviços com maior frequência, seja em nível primário, como em setores de emergência e centros especializados.

Cerca de 10 a 20% dos pacientes que se apresentam em serviços primários têm uma doença psiquiátrica diagnosticada, e a prevalência pode chegar a 80% para estressores psicossociais.[14] Os pacientes hiperutilizadores dos serviços chegam a custar 80% das despesas médicas, como mostra um estudo havaiano, feito em 1994, conduzido por Pallack e colaboradores.[15]

Mais especificamente relacionados aos pacientes psiquiátricos, aqueles com quadros não controlados corroboram com um aumento de 61% na utilização de recursos médicos contra um aumento de 9% visto naqueles sem transtorno mental não controlado. Os custos relacionados a esses pacientes podem aumentar em até 250%.[16]

Os dados em pacientes exclusivamente oncológicos são mais escassos. Um estudo canadense investigou 913 pacientes tratados para câncer nos dois anos anteriores, e aqueles com sintomas relacionados à fadiga, a qual tem componentes psicossociais, apresentavam frequência aumentada de utilização dos serviços, com maiores custos envolvidos.[3]

Características gerais

Para a avaliação econômica das intervenções psicossociais em oncologia, podem-se usar diversos modelos de análise, como custo-efetividade, custo-utilidade e custo-benefício. A análise de custo-efetividade compara duas terapêuticas diferentes em relação a um desfecho e permite determinar, entre dois tratamentos com custos semelhantes, aquele com maior benefício, considerado um desfecho determinado. Por sua vez, a análise de custo-utilidade avalia, por meio de instrumentos qualitativos, o impacto de um tratamento em termos de anos com qualidade de vida adquiridos e permite a análise de múltiplos desfechos. Por fim, a análise de custo-benefício utiliza parâmetros monetários, transformando custos e benefícios em valores, os quais são expressos em uma razão de proporção. A conversão de benefícios em valores monetários é um problema significativo e controverso, limitando o uso deste instrumento.[3]

Quando se fala em custos, também é preciso delimitar as diferenças envolvidas. Esses custos podem ser diretos – medicações, recursos humanos, exames, hiperutilizadores, transportes até centros de tratamento, tempo de espera para tratamento, custos administrativos – ou indiretos, difíceis de mensurar e que se relacionam às implicações psicológicas e à perda de produtividade do indivíduo, absenteísmo, subemprego e desemprego.[3]

De maneira mais objetiva, pode-se analisar uma intervenção a partir da melhora que ela causa na condição clínica do paciente e o impacto na redução dos custos ao sistema de saúde. O tratamento de transtornos psiquiátricos exemplifica tal categoria, ao permitir melhor qualidade de vida do paciente e menor ônus financeiro, tanto pela redução de custos diretos, ao diminuir a frequência aos serviços e garantir a adesão, como pela redução dos custos indiretos.[3]

Abordagem

As intervenções psicossociais se mostram eficazes para diminuir o nível de estresse e a angústia do paciente, melhorar a qualidade de vida e também reduzir os custos associados ao tratamento oncológico.[3]

As intervenções de natureza psicossocial podem ocorrer de diferentes maneiras: a) psicoeducação; b) treinamento cognitivo-comportamental em grupo ou individual; e c) terapia de suporte em grupo ou individual. Tais modalidades podem ser indicadas em diferentes momentos do acompanhamento, em especial no diagnóstico e no pré-tratamento, no fim do tratamento, durante terapêuticas prolongadas (quimioterapia, radioterapia) e nos casos de doença disseminada e terminalidade.[3]

As diferentes intervenções se baseiam em fornecer as informações necessárias, apoio emocional, treinamento comportamental, psicoterapia e terapia existencial/espiritual. Em pesquisas, tais abrangências têm demonstrado boa eficácia.[17]

A Group Health Association descobriu que os pacientes em Kansas City que recebem intervenções de saúde mental diminuíram seu uso não psiquiátrico em 30,7%. Seus custos de laboratório e radiografias também diminuíram em 29,8%.[16] Uma empresa de Utah economizou US$ 5,78 para cada dólar gasto em cuidados de saúde mental, com suas reclamações semanais caindo 64% e com custos médicos e cirúrgicos diminuindo em 48,9%.[18]

Em metanálise de Chiles e colaboradores,[19] o levantamento de 91 estudos conclui que em 90% deles há uma redução dos custos a partir da instituição de medidas psicossociais, com economia estimada de US$ 1.759 por pessoa.

Simpson e colaboradores[20] avaliaram pacientes com câncer de mama em estágio inicial e os dividiram em um grupo com intervenção psicossocial e outro que recebeu tratamento convencional e material informativo. Aqueles que participaram do grupo com a intervenção tiveram menores taxas de depressão ou alterações do humor, além de melhora da qualidade de vida imediatamente pós-intervenção e após dois anos do tratamento. A redução de custos representada pelo grupo foi de US$ 6.199. Soma-se, a este dado, o custo baixo das medidas psicossociais, sendo estimada, nesse estudo, uma economia de até US$ 70 por paciente, valor que pode chegar a US$ 317 quando se consideram os pacientes hiperutilizadores.[20]

Os pacientes oncológicos apresentam uma ampla prevalência de diagnósticos psicossociais. Os achados que investigam os impactos econômicos das terapêuticas psicossociais não são uniformes, pois carecem de maiores fontes objetivas de pesquisas. Mesmo assim, o corpo de conhecimento adquirido até este momento é coeso em demonstrar que a implementação de tais medidas é fundamental como estratégia de economia de gastos e otimização de recursos, além de proporcionar o objetivo fundamental: a melhora da qualidade de vida e o bem-estar do paciente oncológico.

Referências

1. Dieng M, Watts CG, Kasparian NA, Morton RL, Mann GJ, Cust AE. Improving subjective perception of personal cancer risk: systematic review and meta-analysis of educational interventions for people with cancer or at high risk of cancer. Psychooncology. 2014;23(6):613-25.
2. Greenberg PE, Stiglin LE, Finkelstein SN, Berndt ER. The economic burden of depression in 1990. J Clin Psychiatry. 1993;54(11):405-18.
3. Carlson LE, Bultz BD. Efficacy and medical cost offset of psychosocial interventions in cancer care: making the case for economic analyses. Psychooncology. 2004;13(12):837-49.
4. Brown G, Harris T. Social origins of depression: a study of psychiatric disorder in women. New York: The Free;1978.
5. Howland RH. Chronic depression. Hosp Community Psychiatry. 1993;44(7):633-9.
6. Weissman MM, Myers JK, Thompson WD. Depression and its treatment in a US urban community 1975-1976. Arch Gen Psychiatry. 1981;38(4):417-21.
7. Widmer RB, Cadoret RJ. Depression in primary care: changes in pattern of patient visits and complaints during a developing depression. J Fam Pract. 1978;7(2):293-302.
8. National Comprehensive Cancer Network. Distress management. Clinical practice guidelines. Plymouth Meeting: NCCN; 2002.

9. Carlson LE, Bultz BD. Cancer distress screening: needs, methods and models. J Psychosom Res. 2003;55(5):403-9.

10. Sellick SM, Crooks DL. Depression and cancer: An appraisal of the literature for prevalence, detection, and practice guideline development for psychological interventions. Psychooncology. 1999;8(4):315-33.

11. Zabora J, Brintzenhofeszoc K, Curbow B, Hooker C, Piantadosi S. The prevalence of psychological distress by cancer site. Psychooncology. 2001;10(1):19-28.

12. Dolbeault S, Mignot V, Gauvain-Piquard A, Mandereau L, Asselain B, Medioni J. Evaluation of psychological distress and quality of life in french cancer patients: validation of the french version of the memorial distress thermometer. Psychooncology. 2003; 12(4):S225.

13. Isikhan V, Guner P, Komurcu S, Ozet A, Arpaci F, Ozturk B. The relationship between disease features and quality of life in patients with cancer I. Cancer Nurs. 2001;24(6): 490-5.

14. Sobel DS. The cost-effectiveness of mindbody medicine interventions. Prog Brain Res. 2000;122:393-412.

15. Pallak MS, Cummings NA, Dorken H, Henke CJ. Medical costs, Medicaid, and managed mental health treatment: the Hawaii study. Manag Care Q. 1994;2(2):64-70.

16. Lane JS. Medical cost offset: a review of current research and practices. Wichita: PMHM; 1998.

17. Cunningham AJ. Group psychological therapy for cancer patients. A brief discussion of indications for its use, and the range of interventions available. Support Care Cancer. 1995;3(4):244-7.

18. Lechnyr R. The cost savings of mental health services. EAP Digest. 1993; 22:8-12.

19. Chiles JA, Lambert MJ, Hatch AL. The impact of psychological interventions on medical cost offset: a meta-analytic review. Clin Psychol: Sci Pratice 1999; 6(2): 204-20.

20. Simpson JSA, Carlson LE, Trew M. Effect of a group psychosocial intervention on health care utilization by breast cancer patients. Cancer Pract. 2001;9(1):19-26.

ÍNDICE

A

Agitação psicomotora, 101-110
- abordagem, 103
  - contenção física, 106
  - contenção mecânica, 106
  - contenção química, 107
  - garantia de segurança, 105
  - imediata, 104
  - manejo do paciente, 104f
  - manejo farmacológico, 107, 108f
  - manejo terapêutico, 105
  - manejo verbal, 105
- causas orgânicas, 102q
- epidemiologia, 101
- etiologia, 102
- situações especiais, 109
- transtornos psiquiátricos, 102q

Álcool, 72, 77, 83, 83t
Ansiolíticos, 118, 120t
Anticonvulsivantes, 121, 122
Antidepressivos, 112, 114q-116q
Antipsicóticos, 117, 119q

B

Benzodiazepínicos, 122

Buprenorfina, 87
Bupropiona, 22

C

Citalopram, 22
Cocaína, 75, 79
Custos associados a quadros psiquiátricos em oncologia, 189-194
- abordagem, 192
- características gerais, 191
- epidemiologia, 190

D

Delirium, 43-57
- abordagem, 48
  - diagnóstica, 49
  - diagnóstico diferencial, 49
  - farmacológica, 54
  - medidas não farmacológicas para prevenção, 53
  - medidas não farmacológicas para tratamento, 53
  - prevenção, 48
- classificação, 45q

Confusion Assessment Method (CAM), 52q
epidemiologia, 44
etiologia, 45
    hidratação, 47
    hipercalcemia, 47
    hipomagnesemia, 48
    infecções potencialmente reversíveis, 47
    opioides, 47
    polifarmácia, 47
    síndrome da secreção inapropriada de hormônio antidiurético, 48
    tratamentos para o câncer, 48
exames para investigação primária de outras causas, 53q
exames para investigação secundária de causas, 53q
fatores predisponentes, 46q
fluxograma para diagnóstico, 50f
fluxograma para manejo, 50f
modelo multifatorial em idosos, 45f
Richmond Agitation Sedation Scale (RASS), 52q
situações especiais, 55
Depressão e oncologia, 11-26
    epidemiologia, 12
    particularidades, 13
        abordagem, 19
            tratamento farmacológico, 20
                bupropiona, 22
                citalopram, 22
                desvenlafaxina, 22
                duloxetina, 22
                mirtazapina, 22
                venlafaxina, 22
            tratamento não farmacológico, 19
            situações especiais, 24
        características clínicas, 13
        diagnóstico diferencial, 17
        etiologia, 14
        fatores envolvidos, 17f
        instrumentos para avaliação de gravidade, 18
        instrumentos para diagnóstico, 18
    prevalência, 13t
    sintomas comuns no câncer, 14q
    sintomas de tristeza e depressão, 14q
Desvenlafaxina, 22
Disfunção cognitiva, 59-69
    abordagem, 64
    abordagem farmacológica, 66
    abordagem não farmacológica, 64
    alterações vistas na disfunção cognitiva, 61q
    diagnóstico, 63
    diagnóstico diferencial, 64
    domínios cognitivos, 61q
    epidemiologia, 60
    etiologia, 62
    tratamento quimioterápico, 65q

situações especiais, 66
    Alzheimer, 67
    crianças, 66
    idosos, 67
Dor e sua correlação com quadros psiquiátricos, 139-149
    abordagem, 142
    abordagem medicamentosa, 144
    abordagem não farmacológica, 143
    epidemiologia, 140
    etiologia, 141
Duloxetina, 22

E

Equipe, cuidados com a, 167-175
    abordagem, 170
        estratégia para lidar com sintomas em equipes, 174
        fatores de risco individuais, 171q
        fatores de risco institucionais, 171q
        maneiras de cuidar da equipe de assistência, 174q
        manejo do sofrimento nas equipes, 172
        necessidades de cuidar da equipe na perspectiva institucional, 170
        relacionamentos na equipe, 171
        temas recorrentes nas equipes de assistência, 173q
    adoecimento do profissional de saúde, 170q
    epidemiologia, 168
    etiologia, 169
Eutanásia, 160q

F

Fobia social, 31
Fobias específicas, 31

H

Hipercalcemia, 47
Hipnóticos, 118, 120t
Hipomagnesemia, 48
Humanização, 177-187
    atendimento humanizado, 179
    Instituto do Câncer do Estado de São Paulo, 180, 181f
        Associação Arte Despertar, 184, 185f
        desfile de pacientes, 181, 182f
        doação de perucas, 186, 186f
        grupo musical "Os Pitais", 183, 184f
        hora de bater o sino, 183, 183f
        visita de animais, 184, 185f

M

Maconha, 75
Manejo psicoterápico, 127-138
    abordagem, 131
        ambulatório, 131
        atendimento infantil, 135

enfermaria, 132
unidades de emergência, 133
unidades de tratamento, atendimentos em, 134
histórico da psicologia hospitalar, 127
manejo do psicólogo no ambiente hospitalar, 130
processo de adoecimento, 129
processo de tratamento, 129
psico-oncologia, 127
situações especiais, 136
grupos, 136

Metadona, 85
Mirtazapina, 22

O

Oncologia e depressão *ver* Depressão e oncologia, 11-26
Opioides, 47, 79, 83, 122

P

Paciente em fase final de vida, 151-165
abordagem, 153
avaliação, 152
cuidados gerais, 154q
diretivas antecipadas de vontade, 158
eutanásia, 160q
sedação paliativa, 158, 159q, 160q, 161f, 162t, 162q
sinais, 152q
sintomas físicos, 155, 156t
sintomas, 152q

sofrimento, 153f
sofrimento existencial, 155, 157q
Particularidades da psicofarmacologia, 111-126
ansiolíticos, 118, 120t
anticonvulsivantes, 121, 122
antidepressivos, 112, 114q-116q
antipsicóticos, 117, 119q
hipnóticos, 118, 120t
situações especiais, 122
acatisia, 123
benzodiazepínicos e opioides, 122
outras considerações, 124
síndrome serotoninérgica, 123
Psico-oncoloia, 1-10
atuação, 6q-7q
cuidados psicológicos, 2q-5q
cuidados psiquiátricos, 2q-5q
história, 1-10
tratamento do câncer, 2q-5q

S

Sedação paliativa, 158, 159q, 160q, 161f, 162t, 162q
Substâncias ilícitas *ver* Substâncias lícitas e ilícitas, 71-89
Substâncias lícitas e ilícitas, 71-89
abordagem, 79
aspectos gerais, 79
intervenções de cessação, 80
uso clínico de farmacoterapia, 82t

álcool, uso de, 72
   álcool, 72
   número de casos de câncer, 73f
cocaína, 75
epidemiologia, 71
etiologia, 77
   álcool, 77
   cocaína, 79
   opioides, 79
   tabaco, 77
maconha, 75
opioides e câncer, 83
   buprenorfina, 87
   metadona, 85
substâncias, uso de, 76
tabaco, uso de, 72
   tabaco, 74
   casos de câncer na Coreia, 74f
   fumante passivo, 75
transtorno por uso de álcool e câncer, 83
tratamento farmacológico do alcoolismo, 83t
Suicídio, 91-99
   abordagem, 94
   epidemiologia, 92
   etiologia, 94
   fatores de risco, 95q
   situações especiais, 97

T

Tabaco, 72, 74, 74f, 75, 77
Transtornos de ansiedade, 27-41
   abordagem, 34
   abordagem farmacológica, 35
      anticonvulsivantes, 38
      antidepressivos, 37
      antipsicóticos, 38
      benzodiazepínicos, 35
      buspirona, 36
   abordagem não farmacológica, 34
   causas orgânicas, 29q
   epidemiologia, 33
   etiologia, 33
   preocupação normal, 28q
   sintomas ansiosos, 28q
   situações especiais, 39
   subtipos, 30
      fobia social, 31
      fobias específicas, 31
      transtorno de adaptação, 31
      transtorno de ansiedade de doença, 32
      transtorno de ansiedade generalizada, 30
      transtorno de estresse agudo, 31
      transtorno de estresse pós-traumático, 31
      transtorno de pânico, 30
      transtorno obsessivo-
-compulsivo, 32
Transtorno de adaptação, 31
Transtorno de ansiedade de doença, 32
Transtorno de ansiedade generalizada, 30

Transtorno de estresse agudo, 31
Transtorno de estresse
   pós-traumático, 31
Transtorno de pânico, 30

Transtorno obsessivo-compulsivo, 32

V

Venlafaxina, 22

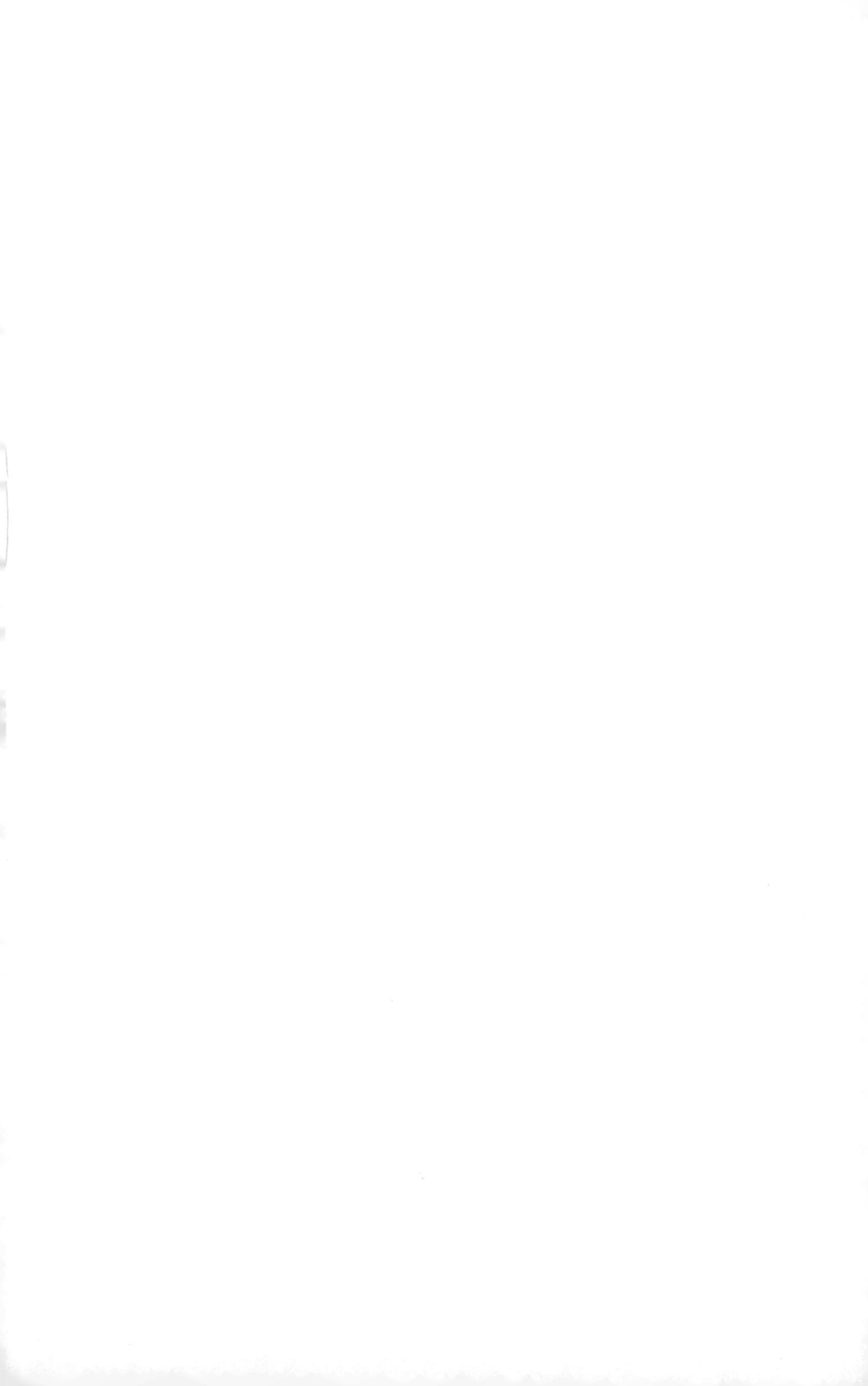

IMPRESSÃO:

PALLOTTI
GRÁFICA

Santa Maria - RS | Fone: (55) 3220.4500
www.graficapallotti.com.br